DE LA VALEUR DIAGNOSTIQUE COMPARÉE

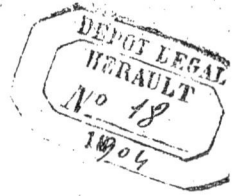

DE LA

DIVISION DES URINES

ET DU CATHÉTÉRISME DES URETÈRES

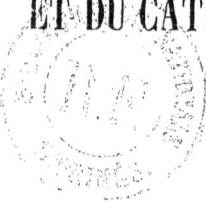

gris

PAR

M. KOUCHEFF

DOCTEUR EN MÉDECINE

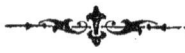

———⁂———

MONTPELLIER

IMPRIMERIE G. FIRMIN, MONTANE ET SICARDI

Rue Ferdinand-Fabre et quai du Verdanson

—

1903

DE LA VALEUR DIAGNOSTIQUE COMPARÉE

DE LA

DIVISION DES URINES

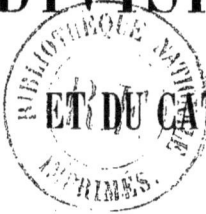

ET DU CATHÉTÉRISME DES URETÈRES

PAR

M. KOUCHEFF

DOCTEUR EN MÉDECINE

MONTPELLIER

IMPRIMERIE G. FIRMIN, MONTANE ET SICARDI

Rue Ferdinand-Fabre et quai du Verdanson

—

1903

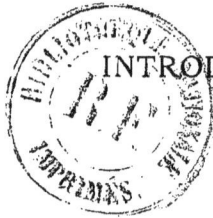

INTRODUCTION

Depuis quelques années les méthodes qui permettent la séparation des urines ont pris une grande importance en chirurgie urinaire. Les perfectionnements de la technique, l'étude attentive des résultats obtenus, nous ont montré en partie quelles sont les ressources nouvelles apportées ainsi au diagnostic et par conséquent à la thérapeutique des affections vésicales et surtout rénales. Mais, il faut reconnaître que tout n'est pas encore dit sur ces questions. Est-il permis de se fier entièrement aux résultats fournis par la division des urines ? N'est-il point nécessaire de recueillir séparément les urines pendant vingt-quatre heures au moins ? Ces questions et bien d'autres ne sont point encore résolues. Elles le seront plus tard assurément et nous n'avons pas la prétention de les étudier ici.

Le débat actuellement engagé est, en effet, plus spécial : il concerne la valeur comparée de méthodes. A vrai dire, il n'en existe que deux : le cathétérisme des uretères permet d'aller directement dans le bassinet recueillir l'urine de l'un des reins ; la division vésicale, quel que soit l'instrument employé, cloisonne la vessie sans pénétrer dans l'uretère.

On peut supposer *a priori* que chaque procédé a ses indications spéciales. Au cathétérisme urétéral on peut reprocher sa technique incontestablement difficile ; mais la plus grave objection que l'on puisse à notre avis lui adresser est la possibilité d'infecter l'appareil urinaire supérieur ; nous ne pensons pas que cette éventualité soit fréquente, mais il nous paraît impossible de la nier. La division des urines, par contre, est aisément réalisable grâce aux appareils de Luys et de Cathelin ; elle n'expose à aucune complication infectieuse du bassinet ou des reins; mais elle a aussi ses défauts; on n'est jamais absolument sûr de la réaliser complètement ; l'urine rénale se déversant dans la vessie, se mélange aux sécrétions de cet organe qui en modifient le caractère de sorte que les résultats ne sont pas comparables à ceux de la sonde urétérale. Ce sont ces faits que nous avons voulu contribuer à mettre en lumière. Il nous a semblé que le cathétérisme urétéral et la division des urines devaient être deux méthodes, non pas rivales mais complémentaires, et destinées à se prêter un mutuel appui ; il ne nous est pas encore possible d'en établir nettement les indications respectives, mais il nous a paru que les faits que nous avons apportés et les déductions que nous en avons tirées pourraient contribuer à éclairer la question ; notre ambition ne va pas au-delà.

Qu'il nous soit permis, au début de ce travail qui doit terminer nos études officielles, d'adresser nos remercîments à tous nos maîtres qui nous ont si bien accueilli dans cette admirable Ecole qu'est la Faculté de médecine de Montpellier.

A M. le professeur Estor, qui nous a fait le grand honneur de vouloir bien accepter la présidence de notre thèse, nous adressons nos respectueux remerciements.

Nous avons à cœur d'exprimer notre vive reconnaissance et nos respectueux remerciements à notre maître M. le professeur agrégé Imbert. C'est à lui que nous devons le sujet de notre travail et, grâce à ses précieux conseils, nous avons pu le mener à bonne fin. Nous n'oublierons pas l'esprit critique qui le guidait dans ses consultations des maladies des voies urinaires à l'Hôpital Général.

Enfin, il nous est agréable de remercier à cette place nos amis les docteurs Roger et Masmejean, dont le concours ne nous a jamais fait défaut.

DE LA VALEUR DIAGNOSTIQUE COMPARÉE

DE LA

DIVISION DES URINES

ET DU CATHÉTÉRISME DES URETÈRES

I

PARTIE TECHNIQUE ET EXPÉRIMENTALE

A. — CATHÉTÉRISME DES URETÈRES

DESCRIPTION DU CYSTOSCOPE D'ALBARRAN (1). — « Cet instrument se compose de plusieurs pièces distinctes :

» a) La portion optique de l'instrument a la disposition générale d'un cystoscope ordinaire de Nitze. Les modifications portent : 1° sur la lampe, d'une intensité plus considérable et qui est articulée de manière à pouvoir être facilement chargée par le chirurgien lui-même ; 2° sur la longue tige de l'instrument, qui est très mince et se continue en bas avec la portion renflée qui porte le prisme; sur la face antérieure de cette portion droite du cysto-

---

(1) *Traité de chirurgie*, t. VIII, Maladies du rein et de l'uretère, p. 608.

scope, tout près du point où elle se continue, sur sa face antérieure, avec le prisme, se trouve une encoche, qui reçoit l'onglet dont est munie la portion urétérale de l'instrument; 3° sur le mode de transmission du courant électrique destiné à allumer la lampe ; dans la gorge de l'instrument se trouve un anneau avec lequel viennent se mettre en contact les conducteurs ; cet anneau permet de tourner le cystoscope en tous sens, sans que les fils s'enroulent et sans que le contact soit interrompu.

» La portion optique de l'instrument constitue à elle seule un cystoscope complet pour les usages courants ; elle est douée d'un large champ visuel et possède une grande puissance éclairante.

» Sur cette portion optique, peuvent se monter à volonté les deux portions urétérale ou irrigatrice.

» b) La pièce urétérale est formée par une demi-gouttière qui s'emboîte parfaitement sur la portion optique.

» Le long des parties latérales de cette gouttière se trouvent de fines tiges d'acier qui, du côté de la portion optique du cystoscope, viennent s'articuler avec un onglet. Cet onglet est articulé avec la demi-gouttière et peut prendre toutes positions intermédiaires entre l'horizontale et un angle de 130°; lorsque l'onglet occupe cette dernière position, il s'emboîte parfaitement avec la partie terminale de la gouttière : c'est la position de repos de l'instrument. Les mouvements de l'onglet s'obtiennent à l'aide d'une roue qui, placée près de l'extrémité oculaire de l'instrument, a pour fonction de faire glisser les tiges d'acier que j'ai signalées et, par leur intermédiaire, d'élever ou d'abaisser l'onglet. La voûte de la demi-gouttière, qui constitue la pièce urétérale, est parcourue par un canal destiné à laisser passer la sonde ; cette sonde sort en bas par l'orifice, placé en avant de l'onglet ; aussi se

trouve-t-elle reposer sur celui-ci lorsqu'on la pousse.
Cette disposition permet, en manœuvrant la roue, de
donner au bec de la sonde la position que l'on veut entre
l'horizontale et un angle de 140° ; on peut ainsi changer
à volonté, et avec la plus grande précision, l'inclinaison
de la sonde. Le conduit destiné à la sonde urétérale présente au niveau de son orifice extérieur une petite boîte
vissée, qui contient une rondelle en caoutchouc percée
pour le passage de la sonde ; en serrant plus ou moins
la vis, on aplatit la rondelle de caoutchouc qui s'applique
sur la sonde ; et par cet artifice, tout en laissant à la
sonde des mouvements libres de glissement, on empêche
le liquide vésical de sortir en dehors.

» Sur le conduit de la sonde urétérale vient se souder
un autre conduit, muni d'un petit robinet ; ce conduit sert,
pendant l'examen, à pratiquer des injections vésicales
destinées, si besoin est, à nettoyer le prisme ou la glace,
ou encore à modifier la quantité de liquide contenue dans
la vessie, ou à le changer s'il est trouble.

» Lorsque la pièce urétérale est montée, par simple
pression, sur la portion optique de l'instrument, le cystoscope, dans son ensemble, présente un calibre 25 (Charrière). Lorsqu'on pousse la sonde urétérale, on aperçoit
son extrémité vésicale aussitôt que celle-ci dépasse la
pointe de l'onglet, tandis que cet onglet lui-même reste
invisible ; cette disposition permet de suivre, avec la plus
grande facilité, les mouvements d'avant en arrière, exé
cutés par la sonde, sans que la vue puisse être gênée par
les parties métalliques de l'instrument.

» c) La pièce irrigatrice est formée, elle aussi, par une
demi-gouttière, qui s'emboîte exactement sur la portion
optique. Dans la portion convexe antérieure de cette
demi-gouttière se trouve un canal d'irrigation dont l'ex-

trémité vésicale vient s'appliquer sur le bord du prisme et dont l'extrémité extérieure présente 'un petit robinet.

» Lorsque la pièce irrigatrice est montée sur la portion optique, l'instrument représente un cystoscope irrigateur, dont le large canal irrigateur permet, pendant l'examen cystoscopique, de laver largement le prisme et la lampe de l'appareil.

» Voici quels me paraissent être les avantages de l'instrument que j'ai fait construire :

» 1° Le même instrument peut servir à volonté de cystoscope simple, de cystoscope irrigateur ou de cystoscope urétéral ; le cumul instrumental a, au point de vue économique, une certaine importance, étant donné le prix élevé de ces cystoscopes. Au point de vue du cathétérisme des uretères, je ferai remarquer les avantages suivants :

» 2° Le champ visuel de l'instrument est très large, ce qui permet de trouver les uretères aussi facilement qu'avec les meilleurs cystoscopes ordinaires.

» 3° L'intensité lumineuse de la lampe donne un champ fortement éclairé, ce qui facilite grandement les manœuvres.

» 4° Facilité vraiment remarquable de pratiquer le cathétérisme aussi bien chez l'homme que chez la femme. La précision des mouvements donnés à l'extrémité de la sonde est telle que bien souvent j'ai pratiqué le cathétérisme en quelques secondes et que plusieurs de nos élèves de Necker ont appris à faire très facilement ce cathétérisme. Grâce à cet instrument, le sondage des uretères est devenu chose courante dans le service de mon maître, M. Guyon, et il ne se passe guère de jour sans que le cathétérisme des uretères soit pratiqué dans ses salles.

» 5° Les mouvements dont jouit la sonde urétérale sont

si étendus que jusqu'à présent j'ai réussi le cathétérisme dans tous les cas, même lorsque la prostate est hypertrophiée.

» 6° La sonde pénètre dans l'uretère, dans la direction la plus appropriée, pour la faire avancer vers le rein, c'est-à-dire de bas en haut et de dedans en dehors.

» 7° L'instrument est parfaitement étanche.

» 8° La pièce urétérale qui reçoit la sonde, formant une portion de l'instrument indépendante de l'appareil optique, peut être mise à l'étuve sèche ; tout l'instrument, y compris la portion optique, est facilement stérilisable dans mon étuve thermo-formogène.

» 9° Pendant le cathétérisme on peut nettoyer par irrigation le prisme et la lampe qui peuvent parfois être salis dans la traversée de l'urètre.

» On peut aussi, le cystoscope restant introduit dans la vessie, augmenter ou diminuer la quantité du liquide contenu dans le réservoir, et même pratiquer facilement un véritable lavage de la vessie. L'utilité de ces manœuvres est surtout appréciable lorsque le liquide vésical est troublé par le sang ou par le pus ; dans ces conditions la vision devient indistincte, et, si on ne pouvait changer le liquide, on devrait renoncer à l'examen.

» 10' Le calibre du tube urétéral permet d'introduire directement dans l'uretère des sondes n° 8 de la filière Charrière.

» *Sondes.* — Les sondes employées pour le cathétérisme des uretères sont construites sur différents types que l'on peut résumer à trois :

Sondes à bout rond ;
Sondes bougies à boule olivaire ;
Sondes à bout coupé.

» Les deux premières sondes sont employées pour le cathétérisme ordinaire ; la sonde à bout coupé sert quand on veut placer dans l'uretère une sonde du calibre supérieur n°s 9, 10, 11, 12, par exemple ; elles se placent alors en glissant sur un mandrin préalablement introduit jusqu'au rein et retiré quand la sonde est en place.

» Les sondes employées à Necker aussi bien que le cystoscope, sont stérilisés par les vapeurs de formol employées à chaud, au moyen de l'étuve thermo-formogène d'Albarran. Dans l'intervalle des cathétérismes, instruments et sondes peuvent être conservés dans des trousses métalliques. »

TECHNIQUE DU CATHÉTÉRISME. — L'étude de la technique du cathétérisme cystoscopique des uretères comprend deux parties bien nettes qui sont : les manœuvres préopératoires (préparation des instruments et du malade) et le cathétérisme proprement dit (introduction de cystoscope et cathétérisme de l'uretère).

Préparation de l'instrument. — Le cystoscope, les fils et la pince doivent être parfaitement aseptiques, ainsi que les sondes. La stérilisation complète peut être obtenue en une demi-heure en se servant de l'étuve thermo-formogène d'Albarran, comme nous l'avons dit précédemment.

Nous avons à peine besoin de rappeler que les mains de l'opérateur doivent être parfaitement aseptisées et qu'avant d'employer le cystoscope et les sondes il est au moins prudent de les vérifier et de se rendre compte de leur bon fonctionnement.

Préparation du malade. — La question de préparation du malade est complexe ; en effet, il faut s'assurer, d'une

part, si le canal ou la vessie ne s'opposeront pas à l'introduction des instruments ou de la quantité de liquide nécessaire ; il faut ensuite discuter s'il est besoin de re-
courir à l'anesthésie générale ou locale.

Pour ce qui est de l'anesthésie, il faudrait passer ici en
revue l'influence qu'elle peut avoir, d'une part, sur l'introduction du cystoscope dans le canal, d'autre part, pour
permettre à la vessie de recevoir et de garder une quantité de liquide supérieure à celle qu'on pourrait y introduire sans anesthésie.

Ce n'est pas le lieu, dans ce travail, de discuter de
point en point chacune de ces questions et nous rappelle-
rons seulement les principes suivants, pour favoriser l'introduction du cystoscope chez l'homme : l'emploi des
instillations uréthrales de cocaïne ou d'eucaïne peut rendre des services. Pour ce qui est d'augmenter la tolérance
vésicale, on peut avoir parfois de bons résultats par l'emploi de la chloroformisation ; enfin les lavements ou sup-
positoires calmants sont également parfois de grand
secours.

Toutes ces précautions ayant été prises, on n'a plus
qu'à prendre les dispositions qui précèdent immédiatement l'opération et qui n'en forment en quelque sorte
que le premier temps.

Le malade doit être placé comme pour un examen
cystoscopique, c'est-à-dire couché incomplètement sur une
table assez élevée pour que l'opérateur puisse facilement
pratiquer l'examen, tout en restant assis ; le siège est placé
sur le bord du lit, les jambes fléchies, s'appuyant sur
deux pédales, le dos et la tête relevés à l'aide d'un dossier
mobile.

On lave le méat et l'urètre, puis avec une sonde molle,
la vessie, longuement, jusqu'à ce que le liquide revienne

complètement clair ; une fois la vessie lavée, on la remplit d'eau boriquée, avec la même sonde molle et une seringue. Il faut autant que possible injecter 150 ou 200 grammes de liquide ; le minimum est de de 60 à 80 grammes.

Recherche de l'orifice urétéral. — D'une façon générale, dans les cas où la capacité vésicale est bonne, pour trouver l'orifice urétéral, il faut, une fois le cystoscope introduit dans la vessie, placer l'index qui occupe la portion optique en dehors et en bas, formant un angle à peu près de 35 degrés avec l'horizontale.

Nous n'insisterons pas sur cette manœuvre de cystoscopie qui a été si bien décrite par Albarran (1).

Introduction de la sonde dans l'uretère. — Quand on a bien vu l'orifice urétéral, l'essentiel pour agir aisément est de ne plus bouger la main qui tient le cystoscope. C'est avec l'autre main qu'il faut manœuvrer la sonde urétérale, de cette manière l'orifice urétéral reste absolument fixé et il est plus facile de faire le cathétérisme.

La deuxième précaution à prendre est de faire de petits mouvements, poussant, puis inclinant successivement la sonde au moyen de l'onglet; on arrive ainsi à l'introduire dans l'orifice urétéral.

Introduction de la sonde jusque dans le bassinet. — Pour pouvoir arriver jusque dans le bassinet, il est nécessaire de pousser la sonde, le cystoscope et son onglet restant dans la position même qu'ils avaient lorsque l'extrémité de la sonde a été introduite dans l'orifice urétéral.

---

(1) Guyon. — Maladies des voies urinaires, t. III, XXXIVᵉ leçon. (Leçon faite à l'hôpital Necker par M. Albarran).

« Il faut la pousser sous le contrôle de la vue, très doucement, en maintenant toujours l'appareil dans la position avec la main fixatrice, la sonde se trouve ainsi poussée dans la direction qu'on lui a donnée pour l'introduire.

» Dès que l'écoulement rénal se produit, il faut s'arrêter ; si on voit la sonde se couder à l'orifice urétéral dans la vessie, il suffit de la retirer d'un demi-centimètre environ pour qu'elle soit bien placée. (1)»

---

(1) Pateau.—Technique opératoire du cathétérisme des uretères. Cong. Assoc. urol., 1898, p. 409.

B. — DIVISION DES URINES

APPAREIL DE LUYS (1)

Le séparateur. Son principe. Sa description. Son mode d'emploi.

« Le principe essentiellement nouveau qui dirigea mes recherches dans la construction de mon séparateur, fut *d'élever une cloison étanche dans cet étroit espace compris entre le milieu des orifices urétéraux et l'orifice uréthral.* De cette manière, on devrait recueillir de chaque côté de la cloison, le produit séparé de chaque rein, pourvu toutefois qu'on prît le soin d'assurer un libre cours à l'urine au dehors, en ne la laissant pas s'accumuler dans la vessie.

» Ce principe dérivait du reste de la simple constatation des conditions anatomiques. En effet, l'urine de chaque rein reste séparée de celle du côté opposé tant qu'elle est contenue dans l'uretère, elle ne tend à se mélanger que dans le court espace compris entre l'orifice urétéral et l'orifice uréthral (pourvu, bien entendu, qu'elle trouve à s'évacuer facilement au dehors par ce dernier, au fur et à mesure de sa production). Il suffisait donc de trouver le moyen d'élever dans ce court espace une cloison suffisamment haute pour que les orifices urétéraux fussent

---

(1) *Revue de Gynécologie et de Chirurgie abdominale*, 1ᵉʳ janvier-février 1903.

situés sur ses parties latérales et non pas au-dessus
d'elle. C'est ce que fit avec succès mon séparateur des
urines, présenté au Congrès d'Urologie d'octobre 1901.
Il se composait de trois parties réunies ensemble : deux
sondes métalliques et une pièce intermédiaire.

» Les sondes métalliques étaient de petit calibre et pré-
sentaient la courbure d'un cathéter métallique de Guyon ;
près de leur bec étaient percées des ouvertures, tant à
leur face externe qu'à leur face interne.

» La pièce intermédiaire était constituée par une lame
métallique de même courbure que les sondes. Dans la
concavité de cette lame, et formant la corde de l'arc cons-
titué par l'extrémité de cette lame métallique pouvait se
tendre ou se détendre une chaîne analogue à celle de la
scie à chaîne. Toute la pièce était recouverte par une chemise en caoutchouc, et l'on comprend ainsi que, lorsque
la chaîne était tendue, il s'élevait entre les deux sondes
une véritable cloison, tandis qu'au contraire, lorsqu'elle
était étendue, l'élasticité du caoutchouc appliquait la
chaîne sur la concavité de la cloison métallique. La manœuvre du rideau de caoutchouc était commandée par
une vis située à l'extrémité libre du manche de l'instrument.

» Les trois pièces de l'instrument étaient réunies entre
elles à chacune de leurs extrémités, à l'une par le manche,
à l'autre par une petite vis commune.

» L'ensemble de l'instrument avait un calibre total d'un
42 béniqué environ.

» Il en existait deux modèles de construction identique,
mais de longueurs différentes, l'un pour l'homme, l'autre
pour la femme.

» Faisons remarquer ici que la pièce métallique intermédiaire aux deux sondes, recouverte de sa chemise caout-

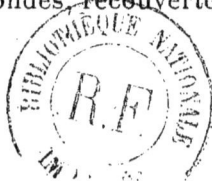

2

choutée, dépassait légèrement par sa portion convexe la convexité des deux sondes ; de telle manière que, autant par sa convexité que par sa concavité, cette pièce intermédiaire formait bien une véritable cloison.

» Comme l'évacuation des urines était impossible de par le fait de la pesanteur et de la position de l'instrument à manche élevé, il était nécessaire de faire l'aspiration du liquide, ce qui s'opérait à l'aide d'un système aspirateur comprenant une poire en caoutchouc et deux flacons.

» Mon premier instrument avait deux inconvénients :

» 1° La cloison de caoutchouc étant trop longue, entr'ouvrait douloureusement le col vésical ;

» 2° Parfois, chez l'homme, il existait au-dessous de la cloison instrumentale un petit cul-de-sac rétro-prostatique permettant un mélange partiel des urines ; ce qui obligeait, pour éviter toute cause d'erreur, à appliquer avec l'index droit, introduit dans le rectum, la paroi vésicale contre le séparateur.

» Dès le 5 mars 1902(1), était alors présentée à la Société de chirurgie une modification de mon instrument permettant d'éviter ces deux inconvénients, et le système aspirateur était aussi bientôt supprimé.

» *Mode d'emploi.*— L'instrument était monté avec soin, on s'assure qu'il fonctionne bien et, en particulier, on veille à ce que la chemise de caoutchouc soit bien intacte et ne présente pas le moindre petit trou ou la plus légère éraillure ; il faut qu'elle soit bien appliquée sur la pièce métallique et qu'elle ne déborde pas les sondes par des mauvais plis. Puis on le fait bouillir pendant quelques minutes dans de l'eau ordinaire en évitant de mettre de la

(1) Voir *Bull. de la Soc. de chir.*, 1902, 11 mars, p. 298.

soude, car ce caustique pourrait altérer la chemise de caoutchouc et en déterminer la rupture.

» Le ou la malade étant couché, on lave le méat de l'urètre, suivant les préceptes ordinaires, puis avec une sonde, on vide la vessie et l'on recueille dans un verre l'urine qui s'y trouve pour la comparer macroscopiquement, chimiquement et microscopiquement à l'urine qu'on recueillera plus tard de chacun des reins séparés. On lave alors la vessie jusqu'à ce que l'eau de lavage ressorte absolument claire, ce dont on peut s'assurer en l'examinant dans un verre ; puis on laisse 40 à 50 grammes de liquide dans la vessie, ce qui servira à amorcer les siphons constitués par les sondes du séparateur.

» Le séparateur est alors abondamment lubrifié, et un des meilleurs mélanges pour parvenir à ce but est celui d'Oscar Kraus (gomme adragante, 2 gr. 50 ; glycérine, 10 grammes ; eau phéniquée à 3 p. 100, 90 grammes).

» *Introduction.* — Chez la femme, on présente l'instrument au méat et on le pousse lentement et doucement dans l'urètre. S'il n'entre pas avec la plus grande facilité ou si l'on éprouve la plus petite résistance, il ne faut pas hésiter à le retirer complètement et à dilater légèrement l'urètre en y passant deux ou trois bougies d'Hégar (n° 5, 6, 7 ou 8). Le séparateur passe ensuite tout seul sans la moindre difficulté.

» Chez l'homme, il est nécessaire d'avoir un urètre souple et bien perméable ; aussi, dans les cas de rétrécissement, faut-il commencer par en faire la dilatation. Rien n'est plus simple que d'introduire l'instrument comme un béniqué ordinaire. On l'engage ainsi jusque dans le col vésical. Mais à ce moment, le bec du séparateur seul pénètre dans la vessie. Pour y engager toute sa portion curviligne, il est nécessaire d'abaisser assez fortement le manche en le poussant très légèrement. Après deux ou trois mouvements d'élèvement et d'abaissement, on voit tout à coup l'instrument filer dans la vessie et se mettre de lui-même à sa place. On met alors le malade en position assise, soit en relevant le dossier de la table, soit en le maintenant avec des oreillers et une chaise renversée. On veille à ce que son siège affleure bien le bord de la table et à ce que ses pieds reposent de chaque côté sur un point d'appui solide. On tend alors la cloison de caoutchouc, en manœuvrant le volant situé au niveau du manche. Si l'introduction a été bien faite (ce dont on doit toujours s'assurer chez l'homme par le toucher rectal, chez la femme par le toucher vaginal), il n'y aura aucune douleur au moment de l'élévation de la cloison, celle-ci étant située tout entière dans la vessie et ne pouvant dilater le col. Ceci fait, on ramène légèrement à soi l'instrument, de manière à bien séparer le col, puis on relève doucement le manche, ce qui applique exactement la convexité des sondes sur le bas-fond vésical jusqu'à ce que l'on sente une légère résistance.

» Pendant toutes ces petites manœuvres, il est bon d'empêcher l'eau boriquée préalablement introduite dans la vessie de s'écouler par les sondes, en en bouchant les orifices avec deux doigts et de ne permettre l'issue du liquide que lorsque l'instrument est bien en place. L'écoulement du contenu vésical qui se fait au moment où l'on retire les doigts montre que les sondes ne sont pas bouchées et qu'elles sont parfaitement perméables.

» Si l'on a soin de combiner avec une grande douceur les deux mouvements : d'abord la traction légère à soi, et ensuite l'élévation du manche de l'instrument, on peut être certain que le cloisonnement est parfait et que les urines ne se mélangent pas. Point n'est besoin d'employer de la force : il suffit simplement de mettre en jeu l'élasticité des tissus, de sentir doucement la résistance du col et du bas-fond vésical pour être certain d'être bien placé. On sent, du reste, fort aisément cette résistance légère du bas-fond. Par suite de la mise en jeu de son élasticité au niveau de la dépression que crée la portion courbe du séparateur, la paroi inférieure de la vessie s'applique elle-même exactement sur l'instrument.

» A ce moment, il faut être patient et attendre avant de recueillir les urines dans les tubes ; les premières gouttes du liquide qui sortent ne sont constituées que par de l'eau boriquée, et il faut avoir soin de laisser se vider complètement de leur contenu boriqué les sondes du séparateur. C'est seulement quand on voit s'établir rythmiquement les jets d'urine par les sondes, quand le liquide évacué commence à être teinté que l'on place sous les sondes deux tubes pour recueillir les urines séparées.

» Le manche de l'instrument peut alors être fixé sur un support et l'opération être abandonnée à elle-même.

» En fait, je ne me sers pas toujours de ce support, et j'estime même que parfois son usage est défectueux. En effet, le malade peut se déplacer inconsciemment ou glisser en avant ; il faut que le séparateur puisse suivre les mouvements du malade pour que la séparation reste rigoureusement exacte, et c'est ce qu'il ne peut faire s'il est fixé.

» Il est facile de se rendre compte du mécanisme de l'évacuation de l'urine. Aussitôt que quelques gouttes d'urine sortent de l'uretère, elles gagnent la dépression en cul-de-sac formée par le bas-fond vésical par la pression de l'instrument ; elles s'y accumulent quelques instants, et aussitôt qu'elles sont en quantité suffisante pour atteindre le niveau des orifices des sondes, elles sont évacuées. Les éjaculations rythmiques que l'on voit au niveau de l'orifice des sondes ne sont pas la continuation immédiate de l'éjaculation urétérale, mais en sont le contre-coup instantané. L'éjaculation urétérale remplit le bas-fond vésical, et c'est la même quantité d'urine qui est évacuée au bout de la sonde par le trop-plein.

» Au bout de dix à quinze minutes, on peut vider les tubes et les remplacer par d'autres pour faire de nouvelles prises.

» J'ai laissé plusieurs fois mon séparateur en place pendant près de trois quarts d'heure à une heure sans que le malade en fût le moins du monde incommodé. On recueille ainsi des quantités d'urine suffisantes pour faire l'analyse chimique, histologique et bactériologique du produit de la sécrétion de chacun des deux reins. »

APPAREIL DE CATHELIN (1).

Description du diviseur vésical gradué perfectionné.

« Cet instrument très simple comprend essentiellement un tube plat médian renfermant à l'intérieur une membrane-éventail caoutchoutée, qu'un mandrin peut faire glisser et développer plus ou moins en formant écran séparateur dans la vessie; deux tubes métalliques latéraux sont susceptibles d'être rabattus jusqu'aux orifices urétéraux dans les deux moitiés vésicales. L'ensemble répond au numéro 23 de la filière Charrière.

___

(1) *Revue de Gynécologie et de Chirurgie abdominale*, n° 1, janvier-février 1903.

» 1° *Tube médian.*— Le tube médian se termine du côté vésical par un bec ressemblant à celui d'un explorateur ou d'un lithotriteur numéro 2. On l'a fait ainsi pour pouvoir accrocher sûrement le pubis et pour se repérer (Guyon). Ce bec est *cannelé* sur la ligne médiane, ce qui a pour but de maintenir la membrane dans un plan vertical et bien médian. Enfin l'ouverture du tube au niveau du bec se continue en pente au niveau de la paroi inférieure, laquelle répond au col et à l'urètre postérieur. Cette disposition très simple nous permet donc de diviser en même temps que la vessie *le col* et *l'urètre postérieur*, qui, lui-même, n'est qu'une seconde vessie (Guyon).

» Du côté libre le tube se termine par une presse-étoupe qui assure l'étanchéité.

» Dans l'intérieur de ce tube plat joue un *mandrin gradué*, à l'extrémité duquel est fixée la membrane par un système de lame à ressort ; cette tige est graduée d'après la détermination des diamètres de sphéroïdes de 0 à 300 grammes de capacité; les sphéroïdes représentent les vessies et la graduation est exprimée en grammes, de sorte qu'en prenant la capacité du malade, par injection d'eau avec une seringue de Guyon, on sait immédiatement à quel chiffre de la graduation il faut arrêter le développement de la membrane.

» 2° *Tubes métalliques latéraux.* — De chaque côté du tube médian sont deux tubes latéraux métalliques ronds et non plats (1), répondant aux sondes urétérales n° 8. Du côté vésical elles sont recourbées et se logent dans

---

(1) Les sondes plates drainent moins bien l'urine que les sondes rondes.

des encoches ou évidements du bec de l'instrument, l'œil étant caché en-dedans pour ne pas s'obstruer dans la traversée uréthrale. Du côté libre les extrémités des sondes sont verticales et maintenues réunies dans l'urètre par une glissière à cornes. On peut facilement, ces branches servant de levier, les rabattre « au nez de l'uretère » qu'elles continuent et sans creuser la vessie grâce à des butoirs qui les arrêtent à l'horizontale.

» 3° *Membranes perfectionnées.* — La membrane, âme de l'appareil, est essentiellement formée d'un ressort d'acier et d'une mince feuille de caoutchouc enveloppant le ressort dont les deux extrémités se rejoignent et se soudent ensemble dans une petite pièce cubique à encoches qui se fixe à l'extrémité du mandrin, maintenue par une pointe de la lame à ressort.

» *La membrane de caoutchouc est simple et non double,* de sorte que les deux moitiés du ressort en se rapprochant la plient comme un éventail et la font rentrer facilement dans le tube médian. En sortant du tube, le ressort, en se dilatant, déplic la membrane sans tirer sur elle ; il n'en aurait pas la force.

» Nos premières membranes faisaient la pointe mousse en sortant, ceci n'avait pas d'importance dans les petites vessies où la forme du ressort était modifiée et rendue sphérique par la résistance de la paroi postérieure, mais le cas diffère dans les grandes vessies ; aussi avons-nous remédié à cela en imaginant tout récemment un glissement médian du ressort sur lui-même, le tout enveloppé de caoutchouc. Une bonne membrane doit avoir un ressort ni trop dur, ni trop mou, une forme arrondie et non en raquette et ne pas changer de place quand on éprouve modérément dans la paume de la main l'élasticité du ressort.

» 4° *Accessoires.*—Une tige support avec lyre, qu'on fixe sur le couvercle de la boîte, maintient solidement l'appareil pendant tout le temps de la division, ce qui évite de tenir l'instrument. Les autres auteurs ont depuis nous adopté cette disposition. Deux tubes récepteurs en verre se fixent par un système très simple d'accrochage aux deux sondes collectrices, de sorte que la marche se fait automatiquement.

» TECHNIQUE. — 1° *Soins préliminaires.* — a) *Malade.*— Il est bon de faire prendre au malade le matin un verre d'eau diurétique ou de tisane pour accélérer la sécrétion, surtout si la quantité d'urine totale est très faible. Cette précaution n'est pas utile après le repas où les sécrétions sont en général plus intenses.

» Il faut encore éviter la constipation et purger le malade si besoin, mais cela n'est pas indispensable.

» Enfin, dans le cas de vessie très sensible, il sera bon de donner quelque temps avant la division un lavement antipyriné ou même d'instiller au col quelques gouttes d'une solution cocaïnée à 1 pour 100. Nous n'y avons d'ailleurs jamais eu recours.

» b) *Stérilisation.* — Elle est extrêmement simple puisqu'elle consiste dans l'immersion de tout l'appareil, membrane comprise, dans l'eau bouillante pendant quelques minutes : c'est là un grand avantage rendant l'instrument très pratique.

» 2° *Préparation immédiate du malade.*— Le malade est couché sur un plan horizontal *qui ne creuse pas*, de préférence une table à opérations. Il reste dans le décubitus horizontal, tête soulevée par deux oreillers, jambes écartées et fléchies à 45 degrés, fesses soulevées, reposant sur une alèze pliée et les pieds s'appuyant sur le plan du lit.

» Après les précautions antiseptiques d'usage (lavage du méat, etc.), on introduit une sonde-béquille n° 18 ou 20 et on lave si besoin la vessie, surtout dans les cas de pyuries ou d'hématuries, jusqu'à ce que le liquide ne sorte plus teinté.

» On prend alors la capacité exacte de la vessie, en injectant lentement de l'eau avec une seringue graduée de Guyon. On s'arrête juste au moment de l'envie d'uriner (capacité minima opposée à la maxima qui répond au besoin impérieux), puis on laisse la vessie se vider complètement.

» Autrefois, nous laissions une vingtaine de grammes d'eau pour amorcer le siphon, mais cette pratique, courante avec les autres appareils, est mauvaise, parce qu'il faut attendre l'émission préalable de cette eau mélangée d'urine et l'on ne peut jamais savoir quand la dilution cesse. Actuellement, nous amorçons directement en injectant par chacun des tubes le contenu d'une demi-seringue à instillation de Guyon qui s'écoule en deux ou trois secondes, et la récolte d'urine commence dès qu'on a développé la membrane, supériorité de notre appareil sur les autres.

» 3° *Préparation de l'instrument et de la membrane.* — Dès la fin de la stérilisation, le montage de l'appareil commence. On s'assure d'abord par injection d'eau ou d'air que les sondes rabattues sont perméables et on les fixe en position de repos. Puis, tenant l'instrument horizontal appuyé sur soi, on détache en dehors de l'ongle de l'index gauche le ressort qui termine le mandrin poussé à fond, et on engage dans l'orifice de l'extrémité de cette tige le cube à encoche de la membrane jusqu'à ce que la pointe du ressort tombe dans l'une des encoches, ce qui s'accompagne d'un petit bruit. La membrane, tenue de la main droite, peut se mettre indifféremment d'un côté ou de l'autre, il n'y a ni haut, ni bas. On la huile alors sur ses deux faces et sur son bord libre pour en faciliter le jeu, et, *mettant la pulpe du pouce gauche au niveau de la fente inférieure du cathéter*, on tire le mandrin jusqu'au 0 de la graduation; la membrane glisse sur le pouce qui, en l'espèce, représente le col vésical, le ressort s'aplatit et le tout rentre, à la manière d'un éventail, dans le tube médian. On huile encore le bec de l'instrument et tout le cathéter s'il s'agit d'un homme, puis l'appareil est prêt à être introduit.

» Enfin, on a vissé la tige-support sur le couvercle de la boîte.

» 4° *Modus agendi.*— L'instrument ainsi préparé et la vessie vide, on l'introduit d'après les règles ordinaires, comme un lithotriteur ; on peut laisser chez l'homme une sonde à demeure la veille, mais jamais nous n'avons fait le méatotomie, et nous n'avons été arrêtés qu'une seule fois dans la traversée uréthrale. Chez la femme, jamais nous n'avons fait de dilatation préalable, nous avons même pu passer chez une fillette de 12 à 13 ans, sans anesthésie (service de M. le professeur Kirmisson).

» Une fois l'instrument dans la vessie et le tenant horizontalement, on actionne la glissière à cornes et l'on injecte par chacune des sondes un peu d'eau (la moitié d'une seringue à instillation de Guyon), puis on les rabat jusqu'à ce que leur extrémité libre soit verticale, à moins que la résistance de la vessie n'empêche cette rotation complète. On tire un peu le cathéter à soi, bientôt on bute ; c'est qu'on accroche le pubis avec le bec, on est au col.

» On pousse alors lentement le mandrin, comme le piston d'une seringue, en lisant au fur et à mesure les chiffres de la graduation, et l'on s'arrête juste au chiffre répondant à la capacité vésicale minima.

» On fait reposer l'instrument horizontalement sur une des deux lyres mobiles (1) de la tige-support que l'on monte ou descend plus ou moins pour établir le goutte à goutte. Un système d'accrochage très simple permet de fixer aux sondes les deux tubes collecteurs et l'appareil est en place pour la récolte séparée des urines. *Le tout n'a pas demandé plus de vingt secondes* et le débit des deux reins se fait rythmiquement, d'une façon automatique sans même qu'on ait à tenir l'appareil.

» 5° *Durée de l'opération. Absence de douleur.* — L'opération dure de cinq à trente minutes, suivant la vitesse de la sécrétion ; dans les cas de polyurie, trois à quatre minutes suffisent pour remplir un tube de 10 centimètres (malade de Routier) ; au contraire, dans les cas moyens, il faut environ vingt minutes. Suivant la variété de l'éjaculation urétérale, celle-ci se fait régulièrement ou par intermittences, lentement ou rapidement, par gouttes ou par séries de plusieurs gouttes ; il n'y a pas de règle fixe, et ce qui prouve bien qu'elles trahissent d'une façon saisissante l'éjaculation urétérale à chaque soulèvement de son clapet vésical, c'est qu'elles se pro-

---

(1) Chez les enfants. l'instrument doit être un peu au-dessous de l'horizontale (malade de Kirmisson).

duisent identiquement de la même façon avec la sonde
urétérale ; la vessie n'est donc pour rien dans le phénomène. L'avantage du diviseur gradué est de drainer
l'urine au fur et à mesure de sa production, sans forma-
tion de lacs où séjournerait l'urine des deux loges ; il n'y
a pas de puits à proprement parler, et ainsi aucun mélange n'est possible.

» Un autre avantage du diviseur est que son application
n'est pas douloureuse comme avec les autres appareils.
Cela tient à ce qu'il ne met à aucun degré la vessie en
tension puisqu'il s'arrête juste à la limite de son élasticité, représentée par la capacité vésicale ; point n'est
besoin de cloisonner la vessie tout entière ; un *barrage
inférieur* seul suffit pourvu qu'il soit assez haut, et
l'étanchéité est encore assurée par *la prise de possession
de la membrane par la vessie,* qui se contracte sur elle en
enchâssant le ressort dans sa muqueuse. Nous divisons
couramment sans douleur des vessies de 20, 40 et 50
grammes.

» 6° *Suites opératoires.* — Une fois la séparation effec-
tuée, on rabat et fixe les sondes au repos, on tire à soi le
mandrin gradué qui rentre la membrane et on retire
l'appareil d'après les règles ordinaires ; on peut, si l'on
veut, laver la vessie avec une solution faible de nitrate
d'argent suivie d'eau boriquée. Il ne reste plus dans
la vessie que le produit des dernières éjaculations
urétérales.

» Pour nettoyer le tube médian, on y passe, après lavage
à l'alcool, quelques fins bourdonnets de ouate hydro-
phile, qu'on pousse avec le mandrin tout comme on
nettoie l'intérieur du canon d'un fusil. La membrane est
lavée et essuyée pour un autre examen ; elle peut ainsi
resservir quatre fois en moyenne. »

Appareil de Jaboulet

Nous ne savons si cet appareil a été publié. M. le por-
fesseur agrégé Imbert l'a vu entre les mains d'un élève
de Jaboulet. C'est essentiellement l'appareil de Luys,
avec cette différence que la membrane de caoutchouc est
supprimée. C'est donc, en somme, une sonde un peu
aplatie et divisée en deux parties par une cloison longi-
tudinale. On nous assure que cet instrument donnait de
bons résultats, surtout chez la femme.

II

PARTIE CLINIQUE

CONTRE-INDICATIONS DE LA DIVISION DES URINES ET DU CATHÉTÉRISME DES URETÈRES

1° *Contre-indications communes aux deux techniques.*
— La première condition à remplir, l'introduction de
l'instrument, nécessite un urètre sain ou tout au moins
suffisamment dilatable. M. Guyon a fait remarquer depuis
longtemps, que même chez des sujets normaux le méat
peut être d'une étroitesse extrême. On sait que ce rétrécissement congénital, physiologique, qui siège, non pas
au méat lui même, mais à la base du gland, peut arrêter
des bougies à boule n° 15 et même d'un numéro plus faible ; or, les instruments avec lesquels on fait la division
des urines ayant un calibre, celui de Luys n· 21 et celui
de Cathelin n· 23 et du cathétérisme des uretères n· 25, il
est de toute nécessité d'agrandir le méat. Une seule solution se présente : c'est l'incision de sa commissure inférieure, opération des plus simples, mais qui retardera
l'introduction du cystoscope, puisqu'elle donne une petite
hémorragie qui pourrait nuire à la transparence de l'appareil optique. Dans d'autres cas, on peut avoir affaire à
un sujet atteint antérieurement de blennorrhagie et présentant des rétrécissements plus ou moins serrés ; ceux-

ci seront traités naturellement avant toute autre tentative.

Sans indiquer le meilleur procédé qui convient à chaque cas, il est utile de rappeler que, comme l'a depuis longtemps indiqué M. Guyon pour la lithotritie, la présence d'une sonde à demeure, laissée en place 24 heures avant l'intervention, facilite singulièrement, chez les rétrécis dont l'urètre n'est pas trop étroit, l'introduction de l'instrument ; du reste, on peut arriver, par la simple dilatation, à donner à un canal rétréci un calibre suffisant.

Il est rare que la prostate constitue un obstacle insurmontable. Lorsqu'elle est grosse il faut avoir la précaution d'abaisser fortement le manche de l'instrument pour que son bec se relève.

Si l'état congestif de la prostate produit des hémorragies, il est indiqué d'établir auparavant un traitement convenable, car ces hémorragies gêneront beaucoup la manœuvre, surtout le cathétérisme des uretères, et pourront dans la division des urines causer une erreur de diagnostic.

La prostate peut gêner l'introduction de l'appareil de Luys.

Dans le cas de vessie douloureuse on traitera d'abord la cystite.

2° *Contre-indications du cathétérisme des uretères.* — L'état des parois vésicales peut lui-même intervenir à titre de complication dans la manœuvre de la sonde; on peut trouver, au point où devrait se rencontrer normalement l'uretère, une cellule vésicale dont la cavité ne laisse rien distinguer de ses détails.

Dans le cas de Casper, s'étaient présentées des diffi-

cultés de ce genre ; à la place de l'uretère, on trouva une
région où la muqueuse était gonflée, tuméfiée, et présen-
tait une rougeur diffuse sans qu'il fût possible d'aperce-
voir un orifice. On ne voyait pas de jet urétéral, mais seulement une sorte de remous qui se produisait de temps à
autre et montrait bien que l'uretère devait être dans les
champs de vision ; Casper essaya alors de pousser sa
sonde en divers points et fut assez heureux, après quelques tentatives ainsi faites, presque à l'aveuglette, pour
pénétrer dans l'uretère. On réussira assez souvent par ce
procédé lorsqu'on se trouvera en face d'une difficulté de ce
genre.

La présence de sang dans la vessie, qu'il provienne de
la paroi vésicale ou soit amené par l'uretère, gênera beaucoup l'introduction de la sonde urétérale, car il sera impossible par le miroir du cystoscope d'observer nettement
l'orifice urétéral, à quoi on remédie grâce au tube d'irrigation.

Nous discuterons plus loin la contre-indication de l'infection possible de l'uretère et du rein par une sonde ayant
traversé une vessie infectée.

INDICATION DE LA DIVISION DES URINES ET DU CATHÉTÉRISME DES URETÈRES

*Valeur diagnostique comparée de la division des urines
et du cathétérisme des uretères.* — Il est nécessaire d'établir d'abord une classification qui comprenne autant que
possible tous les cas observés. Nous nous servirons de
celle qui a été faite par notre maître M. le professeur
agrégé Imbert, dans sa remarquable thèse inaugurale
(1898).

1· Un malade présente des troubles divers : s'agit-il ou non d'une lésion urinaire?

2· Un malade présente des signes de lésion urinaire ; la lésion affecte-t-elle le rein et l'uretère, c'est-à-dire les voies urinaires supérieures ou bien la vessie, l'uretère, c'est-à-dire les voies urinaires inférieures ?

3· Un malade est atteint d'une lésion rénale ; quel est le rein atteint?

4· Un rein est malade; quel est l'état de l'autre ?

5· Un rein est malade ; quelle est la nature de la lésion?

Nous n'avons malheureusement pas des observations personnelles relatives à ces diverses questions. Nous devons à l'obligeance de M. le professeur agrégé Imbert les trois premières observations.

Avant d'entrer dans l'exposition de chacun de ces paragraphes et de discuter la valeur diagnostique comparée de la division des urines et du cathétérisme des uretères dans chacune de ces alternatives, il nous semble nécessaire d'indiquer les différents arguments invoqués en faveur ou contre l'une de ces méthodes ; et nous ne pouvons mieux le faire qu'en donnant le résumé de la discussion sur ce sujet entre MM. Albarran et Hartmann devant la Société de chirurgie de Paris. (1902).

En faveur de la division des urines, Hartmann fait les objections suivantes au cathétérisme des urines :

« 1· Il n'est pas toujours possible. Nécessite une vessie tolérante et un milieu vésical clair. De plus, même quand ces conditions favorables se trouvent réunies, il est encore des cas où on ne peut pas le faire. On voit l'uretère, mais la sonde passe sur l'orifice sans pouvoir s'y engager.

» 2· Il n'est pas toujours innocent. Fréquemment on observe, le soir d'un cathétérisme, une ascension de température. Cette ascension est, il est vrai, le plus souvent passagère, et l'infection qu'elle indique n'est pas suivie de lésion, le lavage effectué par l'écoulement continu de l'urine empêchant leur développement et débarrassant l'uretère des éléments microbiens qui peuvent y avoir été apportés. Mais qu'il y ait une gêne au cours de l'urine, comme dans certaines coudures de l'uretère, un calcul dans le bassinet, etc., on est exposé à voir apparaître et se développer une lésion inflammatoire du bassinet. Ces faits ne frappent pas au premier abord; parce que les symptômes révélateurs de pyélo-néphrite légère n'apparaissent pas d'une manière évidente après le cathétérisme, et qu'ils mettent un certain temps à se développer ; les lésions n'en existent pas moins, et nous avons connaissance de cas où aucune cause autre que le cathétérisme urétéral ne semble devoir en être incriminée.

» 3° Il peut induire en erreur. Le passage de la sonde dans l'uretère le fait quelquefois saigner et peut faire penser à l'existence d'une hématurie rénale ; de l'urine peut filtrer entre les parois de l'uretère et la sonde et arriver ainsi dans la vessie, faisant croire, lorsqu'on recueille le contenu de cette dernière, à l'existence d'une urine provenant du rein non cathétérisé.

» Enfin Hartmann ajoute que le cathétérisme des uretères est une opération délicate, nécessitant une éducation spéciale ; on comprendra facilement tous les avantages qu'il y aurait à pouvoir recueillir séparément l'urine des deux reins en cloisonnant simplement la vessie. »

Albarran a repris une à une chacune de ces objections et a démontré qu'elles n'avaient pas de valeur suffisante pour faire rejeter d'une façon complète l'usage du cathétérisme urétéral. Du reste, avant Albarran, M. le professeur agrégé Imbert, dans sa remarquable thèse inaugurale, a soutenu sa possibilité constante, son innocuité et nous a montré les lumières sûres qu'il donne pour le diagnostic de l'état du rein.

Voici, d'ailleurs, les arguments d'Albarran :

1· Le cathétérisme urétéral n'est pas toujours possible. Il nécessite une vessie tolérante. En effet « dans les vessies très malades on ne peut employer le cathétérisme urétéral, mais j'ajoute que dans ces mêmes cas, on ne peut se servir des séparateurs; pour les employer, la vessie doit être encore plus tolérante que pour faire la cystoscopie, et j'ai souvent fait le cathétérisme urétéral avec des vessies n'ayant que 60 à 80 grammes de capacité, c'est-à-dire dans des conditions telles que les séparateurs n'auraient pu être employés (obs. III). Le cathétérisme urétéral nécessite un milieu vésical éclairé sans doute, mais j'ajoute que grâce au tube d'irrigation dont mon cystoscope est pourvu, les cas dans lesquels on ne peut avoir un milieu vésical assez clair sont absolument exceptionnels. »

Il faut reconnaître, cependant, que dans ces circonstances, la division des urines est susceptible de donner des résultats supérieurs à ceux du cathétérisme des urétères, ce dernier pouvant être rendu impossible par l'hématurie, tandis que la division des urines n'est nullement gênée par elle.

« Parfois enfin, dit M. Hartmann, on voit l'uretère, mais la sonde passe sur l'orifice sans pouvoir s'y engager. Dans une vessie moyenne, cela ne peut arriver que si les orifices urétéraux sont anormalement rapprochés du col de la vessie, disposition extrêmement rare. En réalité, lorsqu'on sait le faire, le cathétérisme urétéral peut être employé dans l'immense majorité des cas. »

Il y a cependant là une difficulté qu'on ne peut négliger et qui se rencontre dans la pratique, elle constitue

précisément une contre-indication du cathétérisme urétéral.

« En deuxième lieu, nous dit notre collègue, il est fré-
quent d'observer, le soir d'un cathétérisme des uretères,
une ascension de température. Ayant fait beaucoup de
cathétérismes uréthraux, je puis affirmer que l'élévation
de température après le cathétérisme est rare. De sem-
blables accès peuvent se voir avec toutes sortes d'explo-
rations vésicales, normalement après la cystoscopie simple. M. Bazy a observé le même phénomène avec l'appareil
de Luys. »

Lorsque la vessie est infectée et que l'on a des raisons
pour supposer que le rein ne l'est pas, si en outre on n'est
pas disposé à faire une néphrectomie, nous pensons qu'il
vaut mieux s'abstenir du cathétérisme et faire la division
des urines.

« Revenant sur une cause d'erreur que j'ai signalée dès
mes premiers travaux, M. Hartmann dit que l'urine peut
filtrer entre les parois de la sonde et l'uretère et se mélanger dans la vessie avec l'urine de l'autre rein. J'ai indiqué comment on évite cette cause d'erreur, en plaçant
bien une sonde assez grosse (n° 7 en moyenne). J'ajoute
que dans ma pratique, je n'ai pas cette cause d'erreur, et
que, en tout cas, l'urine qui s'écoule de la sonde mise dans
un uretère provient bien du rein correspondant ; il y a là
un degré de certitude que les autres procédés ne peuvent
atteindre. »

Si l'urine filtre à côté de la sonde, à plus forte raison
peut-on la soupçonner de filtrer sous la membrane des
diviseurs.

« Enfin, dernier inconvénient : le cathétérisme urétéral
nécessite une éducation spéciale.

» En réalité l'apprentissage n'est pas très difficile, mais

il faut le faire, et on se perfectionne ensuite lentement, comme dans tous les moyens d'exploration clinique.

» Je remarquerai ici que, en dehors de son utilité pour recueillir séparément les urines des deux reins, le cathétérisme urétéral permet le diagnostic d'un certain nombre de lésions urétérales et peut présenter des avantages thérapeutiques. A ces différents titres, il mérite d'être appris.

» J'en arrive aux séparateurs des urines. D'une manière générale, on peut dire que lorsqu'on se propose de recueillir séparément les urines des deux reins, il vaut mieux, si on le peut, les séparer dans la vessie, que d'aller puiser directement dans les reins ; de même, pour examiner les urines globales, mieux vaut faire uriner le malade que de le sonder. Mais il est, à mon avis, trop tôt pour comparer entre eux les différents diviseurs des urines. »

1° Un malade présente des troubles divers : s'agit-il ou non d'une lésion urinaire?

Le cathétérisme des uretères et la division des urines peuvent nous servir à poser, dans certains cas difficiles, le diagnostic de lésions des voies urinaires supérieures : nous voulons dire — car les voies urinaires inférieures ne peuvent être mises en cause — de lésion du rein.

Quelle est la valeur comparée de ces deux moyens ? quel genre de renseignements nous donnera chacun d'eux ? Ces cas où le diagnostic est hésitant peuvent se rencontrer de deux façons : ou bien le chirurgien se trouve en présence de malades porteurs d'une tumeur abdominale faisant saillie à la région lombaire, tumeur à type rénal, qui aussi bien par les troubles locaux ou généraux qu'elle provoque, peut faire croire à une lésion rénale sans qu'elle ait toutefois rien d'assez caractéristique pour en imposer le diagnostic — ou bien c'est une tumeur dont le siège est plus ou moins éloigné de la région lombaire et qui, cependant, à cause de sa forme ou de certains autres de ses caractères, rappelle l'idée d'une tumeur rénale.

Dans le premier ordre de faits, une tumeur peut siéger dans un organe voisin du rein et produire des troubles des voies urinaires où elle comprime le rein ou son conduit d'excrétion, tel une tumeur du foie, kyste hydatique ou abcès, peut-être même cancer se développant à la face inférieure du foie et vers sa partie postérieure, telle une vésicule biliaire distendue par rétention biliaire. La palpation nous renseignera sans doute, ainsi que la per- cussion, par les divers procédés d'exploration rénale (pro- cédé néphrolaptique de Glénard, ballottement rénal de Guyon, méthode d'Israël); nous ne pourrons pas toujours différencier un rein volumineux, une hydronéphrose par exemple, d'un kyste hydratique du foie (observation IV).

» Faisons la division des urines : nous ne constaterons aucun trouble dans l'excrétion du rein prétendu malade et la tumeur n'est point rénale ; ou l'urine ne s'écoulera pas d'une façon normale, ou même ne s'écoulera point du tout dans ce compartiment de la vessie correspondant au rein que nous supposons atteint ; pourrons-nous, dans cette alternative, être aussi affirmatif que dans la précé- dente et affirmer ici que le rein est forcément en cause ? Non, l'urine ne s'écoule pas dans la vessie comme nor- malement, cela peut provenir simplement d'une compres- sion de l'uretère par une tumeur de voisinage, comme dans l'observation I. Le diagnostic basé seulement sur la division des urines aurait été entaché d'erreur : il importe au point de vue thérapeutique, lorsqu'on décide une inter- vention dans le cas de tumeur abdominale, de savoir le

siège de cette tumeur : car on l'abordera par telle ou telle
région suivant qu'elle siège dans tel ou tel organe.

Faisons le cathétérisme des uretères : notre sonde par-
courant l'uretère nous donne tous les renseignements que
nous demandons : rencontrant un obstacle en chemin,
elle nous signale toute diminution de calibre de l'uretère,
pouvant provenir de la compression par une tumeur de
voisinage ; arrivant dans le bassinet, elle permet par la
quantité de liquide recueilli, surtout lorsqu'on laisse en
place la sonde pendant plusieurs heures et lorsqu'on com-
pare les urines des deux reins, de poser ou d'écarter le
diagnostic d'hydronéphrose. Le cathétérisme des uretères est donc ici bien préférable à la division des urines et
peut seul poser un diagnostic exact.

Envisageons maintenant notre seconde hypothèse :
quand la tumeur siège dans un endroit plus ou moins
éloigné de la région lombaire, est-elle d'origine rénale?

La question peut se poser pour un assez grand nombre
de tumeurs : n'a-t-on pas vu des reins congénitalement
mobiles ou rendus mobiles par un néoplasme lourd et
volumineux, venir descendre dans la fosse iliaque, bomber
à la partie abdominale antérieure au niveau de l'ombilic ?
Certaines hydronéphoses des plus volumineuses n'en ont-
elles pas pu imposer du moins à un premier examen pour
un ventre ascitique, un ventre distendu par un kyste de
l'ovaire ? Dans bien d'autres cas encore le diagnostic
peut être hésitant : tumeur intestinale, épiploïque, fibrome
de l'utérus, kyste de l'ovaire et bien d'autres. Si nous
échouons par ces divers procédés, faisons la division
des urines : la quantité d'urine recueillie, l'examen de
l'analyse de ces urines nous renseignera ; l'absence de
tout trouble du côté de l'excrétion urinaire nous fera penser à une tumeur autre qu'une tumeur rénale. Si nous

faisons le cathétérisme des uretères, nous aurons les mêmes résultats.

2° Un malade présente des signes certains de lésion urinaire :

Quel est le siège de la lésion ?

Souvent on est en présence d'un malade qui présente comme symptômes urinaires, soit de l'hématurie, soit dans l'urine un dépôt purulent ; il est nécessaire de rechercher quelle est l'origine de l'altération.

Avant d'intervenir, on se demande si la lésion siège dans les voies urinaires supérieures ou inférieures.

Hématurie. — Souvent il est possible de donner une réponse par les procédés ordinaires : on recueille l'urine et on fait l'analyse ; si le sang est intimement mélangé à l'urine, on conclut que l'hématurie est rénale, et si l'urine est pure au commencement et teintée en rouge à la fin, on conclut que l'hématurie est vésicale.

Par la division des urines on peut se trouver en présence de deux cas : 1° l'urine recueillie des deux moitiés est rouge ; 2° l'urine est rouge rien que d'un côté.

Dans le premier cas, on peut douter si l'hématurie est d'origine vésicale ou si elle provient des deux reins qui peuvent être simultanément malades. Dans le second cas, la division des urines est un moyen sûr pour dire que l'hématurie provient du rein du même côté.

Le cathétérisme pourra donner des résultats décisifs.

Voici un cas apporté par M. Albarran, dans lequel le cathétérisme a établi le diagnostic.

« En mai 1897, nous avons vu avec M. Guyon, en ville, une dame présentant des hématuries spontanées qui faisaient penser à un cancer du rein. A gauche, le rein n'est pas senti ; le rein droit est abaissé et paraît un peu gros. Aucune douleur. Par le cathétérisme urétéral, je recueille à droite de l'urine limpide; à gauche, je trouve dans le bassinet 80 gr. d'urine très sanglante. »

On voit donc que dans les cas d'hématurie la division des urines peut donner certains renseignements ; mais c'est le cathétérisme qui lui est préférable, parce que, à coup sûr, allant presque au niveau du rein, il peut seul nous renseigner exactement sur l'origine du sang que le malade émet par la miction ou que par un sondage simple nous aurions retiré de la vessie.

L'hématurie peut être provoquée par l'introduction de l'instrument ; si cet instrument est un diviseur, l'erreur est forcée ; si c'est un cystoscope, le pire qui puisse arriver c'est qu'on ne puisse faire l'examen.

Pyurie. — Souvent il est possible de donner une réponse par les procédés ordinaires d'exploration ; un des reins est gros, douloureux, la vessie ne présente pas de signes de cystite. On sait cependant que dans certaines pyélonéphrites ou autres lésions rénales la douleur peut s'irradier ou même avoir son siège principal au niveau de la vessie, sans que celle-ci soit en cause. L'abondance du pus a une grande importance à ce point de vue et un dépôt au fond du bocal doit faire songer à la pyélite. Cependant tous ces signes peuvent faire défaut ; le rein n'est pas senti, la vessie est en état de cystite.

La division des urines peut rendre service après l'évacuation de la vessie ; on recueille l'urine qui vient des reins ; si la première partie de l'urine recueillie est claire, c'est la vessie qui est infectée, parce que l'urine n'a pas eu le temps d'être mélangée avec le pus de la vessie ; si l'urine est également troublée au début comme à la fin de l'expérience, c'est le rein qui est malade. Il nous paraît, cependant, que dans ces cas la division des urines ne nous donne pas toujours des renseignements bien supérieurs à ceux qui pourraient nous être fournis par des moyens plus simples. La division des urines dans les cas où il y a cystite, qu'il s'agisse de cystite primitive ou d'une cystite consécutive à une pyélonéphrite, est-elle toujours commode ? Une vessie petite, ratatinée sur elle-même laisse-t-elle bien pénétrer le diviseur ? Nous pouvons avoir quelques difficultés avec le diviseur de Cathelin, parfois même son introduction sera impossible ; cette difficulté sera encore plus grande avec l'appareil de Luys. Un simple sondage de la vessie par une sonde uréthrale nous renseignerait peut-être presque aussi bien : dès les premières gouttes d'urine qui s'écouleront, nous saurons, en effet, suivant qu'elles seront ou ne seront pas troublées, si le rein est ou n'est pas infecté. Nous ferons cependant une réserve : dans les cas où le pus est fourni en grande abondance au niveau du rein, la simple sonde vésicale ramenant l'urine de deux reins pourrait laisser inaperçue cette pyurie légère d'origine rénale ; la division des urines — ne recueillant que moitié de l'urine et tout le pus provenant du rein malade — ne nous induirait pas dans la même erreur : la comparaison entre les deux urines provenant des deux compartiments du diviseur nous montre bien la couche légère de l'une par rapport à la limpidité de l'autre.

Voyons maintenant ce que nous donnerait le cathétérisme des uretères : une grave objection au cathétérisme des uretères est l'infection possible par la sonde uréthrale ayant traversé une vessie infectée ; l'infection, disonsnous, d'un uretère sain et par suite les dangers d'une urétéro-pyélo-néphrite ascendante due exclusivement à notre cathétérisme. On comprend toute la gravité de cette objection : faire le cathétérisme des uretères, c'est exposer notre malade à une infection des plus graves, puisqu'elle peut mettre en danger ses jours ou nécessiter une intervention chirurgicale encore assez grave, alors qu'avant notre cathétérisme il s'agissait d'une cystite banale dont la gravité est moins considérable. Aussi quelques auteurs ont-ils pu répudier complètement et systématiquement ce procédé de diagnostic toutes les fois qu'il y avait du pus dans les urines.

On comprend cependant qu'il puisse être des circonstances où, après insuccès des divers procédés d'exploration du rein, il soit nécessaire, particulièrement dans les cas où tout traitement d'une lésion prétendue vésicale a échoué, d'avoir un moyen sûr avant d'intervenir chirurgicalement sur un rein, de savoir si c'est bien lui qui est le siège de la suppuration ; c'est dans ce cas là que le cathétérisme des uretères doit être fait et pourra seul donner des résultats décisifs, alors que la division des urines ne nous aurait donné que des présomptions.

3° Un malade est atteint d'une lésion rénale :

Quel est le rein malade ?

Dans la chirurgie rénale cette question se pose bien souvent, mais elle n'est pas toujours facile à résoudre. Très souvent on a considéré comme malade un rein augmenté de volume par hypertrophie compensatrice ou congestion simple où on a considéré comme symptôme se rattachant à l'affection d'un rein, les douleurs qui existent dans la région lombaire correspondante et qui étaient causées par ce phénomène bien décrit par Guyon, sous le nom de réflexe réno-rénal, douleurs qui appartiennent par conséquent à l'histoire pathologique de celui du côté opposé. Mais souvent il n'existe pas d'augmentation de volume du rein. La douleur rénale elle-même est souvent un signe de trop grande inconstance pour qu'il soit per-

mis de fonder sur sa constatation autre chose qu'une opi-
nion de probabilité lorsqu'elle ne se présente pas avec
des caractères absolument nets. Nombreuses sont les
observations dans lesquelles un calcul siégeant d'un côté
déterminait des douleurs du côté opposé. L'examen cystoscopique lui-même peut encore se laisser prendre à des
causes d'erreur ; n'a-t-on pas constaté dans quelques cas
une rougeur marquée au niveau d'un orifice urétéral,
alors que le rein de ce côté n'était pas en cause. Le docteur Bazy a bien conseillé de rechercher par le toucher
rectal ce qu'il appelle le réflexe urétéro-vésical, caracté-
risé par la constatation d'une douleur à la pression, lorsque
le doigt appuie sur le point où l'uretère s'ouvre dans la
vessie. Outre l'inconstance de ce réflexe, il semble impru-
dent de baser une intervention sur ce seul signe, malgré
sa grande valeur ; il est plus sûr de constater directement
les modifications de l'urine excrétée par chacun des deux
reins.

La division des urines et le cathétérisme des uretères
pourront rendre de réels services ; mais il semble que le
cathétérisme est préférable parce qu'on peut explorer
directement les reins. L'observation V est très démons-
trative.

Le cathétérisme des uretères permet de recueillir
aussitôt une quantité assez considérable d'urine retenue
dans les voies urinaires supérieures, tandis qu'avec la
division des urines il faudra recueillir les urines séparées pendant deux heures au moins pour pouvoir faire un
examen complet de chacune d'elles ; en effet, l'examen
limité à quinze minutes ne suffit pas parce que le rein
malade présente une constance fonctionnelle d'autant
plus grande qu'il est plus altéré ; il n'est pas de même

du rein sain dont le fonctionnement varie d'un instant à l'autre.

Le procédé du cathétérisme urétéral est plus sûr; lorsqu'il est contre-indiqué, on pourra se servir de la division des urines. Dans les cas de lésion suppurée n'a-t-il pas certaines contre-indications ? Si nous introduisons une sonde urétérale du côté malade, nous n'avons aucun danger à craindre ; mais au contraire, le cathétérisme du côté sain risque d'infecter le rein normal et d'aggraver ainsi par lésion rénale double le pronostic.

Or, nous ne savons nullement quel est le côté sain, quel est le côté malade.

Nous pouvons éviter les chances d'infection en changeant la sonde pour exploration de chaque uretère et en ayant bien soin de laver la vessie. Si toutefois on croit qu'il y a là contre-indication formelle, on pourra se servir de la division des urines. En faveur du cathétérisme des uretères : le cathétérisme d'un seul uretère suffit ordinairement, la sonde urétérale isolant les produits de sécrétion de l'un des reins, il suffit pour recueillir ceux de l'autre rein d'extraire directement l'urine de la vessie ; il faut naturellement que celle-ci soit en bon état et n'intervienne pas dans les caractères pathologiques de l'urine.

4° Un rein est malade ; quel est l'état de l'autre ?

Une des grosses préoccupations du chirurgien lorsque l'indication d'une néphrectomie se pose, est de connaître l'état fonctionnel du rein opposé. Il est peu de chirurgiens qui n'aient eu l'occasion d'observer une de ces morts rapides, qui viennent quelquefois après la néphrectomie et que l'anurie postopératoire permet de prévoir alors qu'il est trop tard pour les éviter.

A l'autopsie, on reconnaît le plus souvent que le rein

resté en place était profondément altéré ou même qu'il n'existait pas.

Dans une des discussions qui ont eu lieu à la S. Hopkins Hosp. med. Soc. (17 décembre 1894), Welch raconte à ce sujet une courte et saisissante histoire. On lui apporta un jour à son laboratoire le rein d'une jeune fille sur laquelle on venait de pratiquer la néphrectomie. L'organe avait une forme et des dimensions anormales qui lui inspirèrent quelques soupçons et lui laissèrent, dit-il, l'impression d'un rein unique ; la mort de la malade survenue en quelques jours, corrobora ses méfiances et l'autopsie les confirma pleinement. Cet exemple est malheureusement loin d'être unique. En dehors de l'analyse chimique des urines qui, dans le cas de lésions rénales bilatérales, montre une diminution des matériaux fixes (phosphates, sels de potasse et surtout urée) et une diminution de la concentration moléculaire caractérisée par une élévation de son point de congélation (Δ) qui, normalement oscille de 1°5 à 2 degrés ; nous possédons deux autres moyens d'établir que l'élimination rénale ne se fait pas normalement : l'un c'est l'absence de la glycosurie temporaire qui doit suivre l'injection sous-cutanée de 0,005 milligr. de phlorizine. L'autre c'est la constatation d'une modification dans la manière dont se fait l'élimination urinaire après injection sous-cutanée de 0,05 centig. de bleu de méthylène (1).

Bazy attache une grande importance à ces recherches. La constatation établie par eux d'un fonctionnement normal des reins autoriserait, dit-il, sans plus ample recherche, à pratiquer la néphrectomie. Mais la formule de

---

(1) Achard. — Diagnostic de l'insuffisance rénale.

Hartmann nous paraît plus juste. L'absence d'une élimination normale contre-indique évidemment la néphrectomie ; sa constatation n'indique pas d'une manière certaine l'intégrité du rein opposé.

Dans le cas particulier d'un rein en fer à cheval, un simple examen cystoscopique suffirait à éveiller les soupçons et à faire songer à la possibilité d'une anomalie, mais lorsque les deux reins existent et sécrètent tous les deux, il ne se présente que deux moyens d'établir respectivement leur état fonctionnel. Ce sont la division des urines et le cathétérisme des uretères ; l'un et l'autre semblent devoir arriver au même but.

5° Un rein est malade : quelle est la nature de la lésion ?

Quand on est en présence d'un malade qui présente comme symptômes urinaires soit de la douleur, soit une hématurie, soit dans l'urine un dépôt purulent, on se demande quelle est la nature de la lésion. C'est le dernier point du diagnostic, souvent le plus difficile à déterminer.

Après échec de divers procédés, la division des urines, et surtout le cathétérisme des uretères, peuvent élucider la question ; mais nous pouvons dire que le cathétérisme des uretères sera inutile chez un certain nombre de malades, chez ceux qui, atteints d'une tumeur du rein au début, d'un calcul caché dans un calice, ont des urines sensiblement normales ; il en sera de même à plus forte raison pour la division des urines.

A. *Lésion du rein.* — Lithiase rénale. — Quand un calcul est immobilisé par ses dimensions ou par sa forme irrégulière dans les calices ou le bassinet, il détermine des douleurs ou des hématuries.

Ces douleurs et ces hématuries ont pour caractère

pathognomonique d'être provoquées ou ravivées par le mouvement.

Un malade qui souffre depuis longtemps dans la région lombaire, avec irradiations sur le trajet de l'uretère et du cordon, dont les urines sont parfois sanglantes et purulentes, est vraisemblablement atteint de calculs du rein. La douleur localisée au bord externe de la masse sacro-lombaire, au-dessous de la douzième côte, déterminée en ce point par une pression directe et unilatérale, ajoute encore une grande présomption pour le diagnostic.

Le rein est ordinairement un peu augmenté de volume mais pas toujours suffisamment pour qu'on le reconnaisse au palper. Guyon nous a appris que, dans ce cas-là, existe le ballottement de l'organe.

Lorsqu'un calcul du rein est disposé de telle sorte qu'il ne s'oppose pas au passage de l'urine dans la vessie et qu'il ne produit, par conséquent, pas d'hydronéphrose ou de pyonéphrose, il peut y séjourner longtemps sans donner lieu à des symptômes bien accusés. C'est dire que le diagnostic rénal est souvent fort difficile et qu'on ne peut même généralement qu'en soupçonner l'existence avec plus ou moins de probabilités.

Dans le cas où le calcul s'oppose au passage de l'urine dans la vessie, la division des urines montre que, du côté où a lieu la douleur ou l'hématurie, il n'y a pas des urines ; alors on peut porter avec une grande présomption le diagnostic de calcul de ce côté (obs. VI).

Dans le cas où le calcul ne s'oppose pas au passage de l'urine dans la vessie, si, après la division, l'examen des urines ne montre pas des graviers, le diagnostic est hésitant. De même dans le cas d'anurie la division des urines ne peut nous donner que des présomptions.

La présence d'un calcul du rein a pu être mise en évidence plusieurs fois par le cathétérisme des uretères. Tantôt la sonde a permis seulement d'extraire une urine purulente qui, rapprochée des symptômes subjectifs que représentait le malade, a indiqué nettement l'existence d'une pierre rénale, c'est en quelque sorte là un diagnostic indirect. Mais dans d'autres circonstances, on a vu sortir par la sonde de petites concrétions dures dont l'examen chimique et microscopique a montré la constitution urique ; ou bien on a perçu nettement le frottement du calcul contre la sonde.

Le cathétérisme urétéral, en rencontrant dans l'uretère ou dans le bassinet un calcul obstruant les voies urinaires permet de poser le diagnostic d'anurie calculeuse due ou bien au réflexe inhibitoire sur l'autre rein, ou bien à ce que l'autre rein ne sécrète plus ; et ce diagnostic peut être sûrement posé dans les cas même difficiles en dehors de tout commémoratif de lithiase rénale et après élimination des autres causes d'anurie.

Pyélites, pyélonéphrites et pyonéphroses.— Nous avons longuement discuté, dans les cas de pyurie, le diagnostic comparé de la division des urines et du cathétérisme des uretères ; nous nous bornerons à dire seulement que, dans les cas de lésions bilatérales, la division des urines ne peut donner grand'chose et que seul le cathétérisme urétéral peut rendre grand service. La division des urines permet bien de constater du pus dans les deux compartiments de la vessie : ce pus vient-il de la vessie ou bien de deux reins atteints de pyélonéphrite et dans ce cas à quel degré est atteint chacun de ces reins ? Voilà autant de questions importantes à résoudre avant de pratiquer une intervention et pour la résolution desquelles le cathétérisme des uretères peut rendre de grands services ; telle l'observation II.

Hydronéphrose par rein mobile. — Comme type d'observation nous prendrons l'observation VI dans le travail de Pawick (X de notre travail).

Pour poser, dans ce cas de tumeur abdominale, le diagnostic d'hydronéphrose par rein mobile, on aurait pu faire la division des urines : on aurait trouvé de l'urine dans le compartiment gauche, alors que le compartiment droit était vide ; et dès lors, avec les signes cliniques donnés par la palpation (rein droit gros, mobile et abaissé) on pouvait penser à une hydronéphrose par rein droit mobile ; mais on voit dans cette observation combien le cathétérisme urétéral était préférable : en même temps qu'il posait un diagnostic des plus sûrs, il servait de moyen thérapeutique et permettait d'évacuer sans autre manœuvre, sans intervention chirurgicale d'aucune sorte, cette grande quantité d'urine accumulée dans le bassinet.

B. *Lésions de l'uretère : obstruction, rétrécissement et calculs de l'uretère.*— Il est inutile, pensons-nous, de faire une longue comparaison entre la division des urines et le cathétérisme des uretères. Il est de toute évidence, en effet, que dans le cas d'obstruction complète ou incomplète d'un uretère, la division des urines nous donnera seulement des soupçons sur la cause ; le cathétérisme urétéral, au contraire, nous fera connaître que cette cause siège dans l'uretère.

Anomalies de l'uretère. — On a pu trouver dans certains cas (comme dans les deux observations d'Albarran : citées dans la thèse de notre maître Imbert, obs. XVIII et XIX) des anomalies de l'uretère, consistant en abouchement anormal d'un même côté de la vessie, soit dans la présence d'un uretère surnuméraire abouché dans le vagin : dans ces cas, particulièrement dans la XIX° observation, la division des urines n'aurait donné, si elle avait été pratiquée, que des résultats absolument faux ; on n'aurait eu d'urine que dans un seul compartiment de la vessie et on aurait aussitôt pensé à une absence d'un rein ou à une perte fonctionnelle de cet organe : le cathétérisme seul par l'examen cystoscopique qu'il nécessite pouvait renseigner sur cette anomalie.

CONCLUSIONS

Le cathétérisme des uretères et la division des urines sont tous deux de bons moyens de diagnostic ; dans les cas de diagnostic difficile, ils peuvent tous deux donner de bons renseignements.

La division des urines est préférable dans le cas d'hématurie et pyurie : elle peut suffire aussi pour renseigner sur l'état de rein congénère d'un rein malade ; elle ne peut donner de renseignements dans les cas de rétention rénale et d'obstruction urétérale.

Le cathétérisme des uretères donne des renseignements précis dans toutes les lésions des voies urinaires supérieures : il est contre-indiqué dans le cas de cystite, surtout si on suppose l'un des reins intacts et si l'on n'est pas disposé à pratiquer une néphrectomie.

En résumé, le cathétérisme des uretères nous semble d'une façon générale supérieur comme moyen de diagnostic à la division des urines : il peut de plus servir dans quelque cas de moyen thérapeutique ; mais le cathétérisme urétéral est plus difficile et peut exposer à l'infection ascendante.

Sans rejeter la division des urines et en la classant dans l'échelle de nos procédés d'investigation, immédiatement au-dessous du cathétérisme urétéral, il convient en somme de l'allier au cystoscope et au cathétérisme.

OBSERVATIONS

OBSERVATION PREMIÈRE

Kyste hydatique du foie ; la division des urines fait supposer une lésion du rein droit, tandis que le cathétérisme urétéral montre que l'appareil urinaire est indemne.

Mlle F... G..., 29 ans, toujours bien portante, consulte, il y a quelques mois, pour une indisposition passagère, son médecin ordinaire ; celui-ci constate qu'il existe une tumeur volumineuse à l'hypochondre droit et l'adresse à M. Imbert qui fait les constatations suivantes (octobre 1903). Il existe, dans le flanc et l'hypochondre droit, une volumineuse tumeur mate, se continuant sans interruption avec la matité hépatique ; cette tumeur est formée de deux lobes superposés ; elle est grosse environ comme une tête d'adulte et dépasse assez largement la ligne médiane; elle est molle, résistante, et en la repoussant en arrière, on arrive à lui donner nettement le contact lombaire ; au toucher vaginal, elle paraît absolument indépendante de l'appareil génital ; il n'existe pas d'ascite ; aucun trouble fonctionnel n'a jamais été relevé ni du côté de l'appareil urinaire, ni du côté du foie ; les urines sont claires et ne renferment ni sucre, ni albumine.

En présence de ces constatations, il y avait évidemment lieu de se demander s'il s'agissait d'une tumeur rénale, probablement une hydronéphrose, ou d'un kyste hydatique du foie, ce dernier diagnostic paraissant du reste le plus probable ; mais la séparation des urines pratiquée avec l'appareil de Luys, donna des résultats défavorables à cette dernière hypothèse. L'appareil fut, en effet, introduit sans difficulté et laissé en place pendant une demi-heure environ ; pendant tout ce temps, la sonde gauche fonctionne régulièrement et abondamment, tandis que à droite il ne s'écoule pas une seule goutte ; inutile de dire que la perméabilité de l'instrument fut vérifiée avant et après son application ; au reste, dès son introduction dans la vessie pleine d'eau boriquée, le liquide s'était écoulé des deux côtés. En présence de ce résultat et pensant alors à une hydronéphrose, M. Imbert pratiqua, trois jours après, le cathétérisme de l'uretère du côté droit : la sonde pénètre à fond sans rencontrer d'obstacle ; elle permet d'évacuer une quantité d'urine modérée, mais l'écoulement fut absolument régulier et les caractères de l'urine furent reconnus normaux ; il était bien démontré de la sorte qu'il n'existait pas de rétention rénale. Quelques jours après, une nouvelle division fut faite par M. Imbert ; au cours de cette séance, il s'écoula de chaque côté une urine claire également abondante et normale. Cette deuxième séparation des urines ayant donné des résultats contraires à la première mais confirmatifs de ceux qui avaient été donnés par le cathétérisme urétéral, il devenait évident qu'on avait affaire à un kyste hydatique du foie ; au reste, deux ou trois jours après, on put, pour la première fois et bien que ce signe eût été déjà recherché, avoir la sensation nette et non douteuse du frémissement hydatique. Cette malade fut ultérieurement opérée et guérie par une laparotomie qui confirma le diagnostic de kyste hydatique du foie.

Il faut probablement rattacher les résultats fournis par la première séparation à une compression passagère de l'uretère par le kyste.

OBSERVATION II

Pyélonéphrite bilatérale reconnue par le cathétérisme urétéral

H. S..., 53 ans, vient à la consultation des voies urinaires le 23 mars 1903 ; elle a eu deux accouchements à terme et quatre avortements, le dernier il y a neuf ans. La maladie actuelle a débuté, il y a 4 ans, par des douleurs dans le ventre et dans les reins, sans prédominance bien marquée d'un côté ou de l'autre ; ces douleurs, survenant par crises, ont augmenté progressivement de fréquence et d'intensité : actuellement, elles se manifestent tous les jours, prennent leur point de départ dans les reins, tantôt d'un côté, tantôt de l'autre, et s'irradient dans l'abdomen. La malade n'a jamais rendu de petits calculs ; le sang est apparu dans les urines mais d'une façon intermittente depuis deux ans environ. Les urines sont fortement troubles ; pas de douleur en urinant. La vessie est vide complètement et admet assez aisément 120 gr. de liquide ; les reins ne sont ni douloureux ni à aucun moment appréciables à la palpation , mais la pression exercée sur le trajet urétéral, surtout à gauche, est douloureuse. La malade a fait un séjour assez prolongé à l'hôpital passant successivement de médecine en chirurgie, sans résultat appréciable.

Cette malade souffrait beaucoup et réclamait avec instance une opération : mais il était bien difficile, d'une part, d'affirmer une lésion rénale ; d'autre part et surtout de reconnaître le côté malade ; la vessie était seulement rouge au cystoscope et les orifices urétéraux étaient nets et non altérés.

Une première séance de division des urines fut faite au mois de mars avec l'appareil de Luys ; elle donne les résultats suivants : urine trouble de deux côtés ; à gauche, 8 cc. d'urine renferment 8 gr. d'urée ; à droite, 3 cc. renferment 12 gr. d'urée. Le résultat ne donnait guère de renseignements ; l'urine était trouble, en effet, des deux côtés et l'on pouvait supposer soit une pyélonéphrite double, soit plus probablement une cystite compliquant une pyélonéphrite ; mais on ne pouvait reconnaître quel était le côté atteint. Au mois d'avril 1903, les douleurs s'étant manifestées du côté droit, surtout contrairement à ce qui se produisait auparavant, M. Imbert fit le cathétérisme de l'uretère droit ; il en sortit un jet d'urine fortement trouble qui s'écoula en assez petite quantité, 15 à 20 cc. environ ; cette simple constatation prouvait nettement l'existence d'une suppuration rénale droite ; à partir de ce moment, du reste, la malade cessa complètement de souffrir de ce côté ; mais les douleurs du côté gauche reprirent bientôt et devinrent alors de plus en plus violentes. Un premier cathétérisme urétéral gauche pratiqué le 5 septembre ne donna pas de résultat net, la sonde ne laissant écouler que quelques gouttes d'un liquide concret, plus semblable à une fausse membrane qu'à de l'urine. Le 7 septembre la sonde fut de nouveau introduite dans l'uretère gauche ; elle laissa écouler 100 gr. environ d'une urine trouble, très fétide et sanguinolente. Ultérieurement, M. Imbert fit une néphrotomie gauche à cette malade : on trouva plutôt des abcès du rein qu'une vraie pyélonéphite ; certain de ces abcès avaient le volume d'une noix ; d'autres étaient plus petits ; ils furent tous largement ouverts et drainés ; la malade se trouva très soulagée à la suite de cette opération : elle porta sa fistule et son observation n'est point terminée. Bien que cette malade soit encore en traitement, son cas est très démonstratif pour le point de vue qui nous occupe ici. La division des urines avait donné des résultats absolument insuffisants ; la sonde urétérale fixa nettement les deux points du diagnostic qui étaient demeurés jusqu'alors en suspens et sans lesquels on ne pouvait décider une intervention : infection rénale et non vésicale d'une part, atteinte de deux reins de l'autre.

OBSERVATION III

Pyélonéphrite calculeuse double

Le malade est moins intéressant que les deux précédents, en ce sens que le cathétérisme urétéral n'a pas été pratiqué et que le contrôle opératoire fait défaut ; nous ne reporterons son observation très brièvement que pour montrer la possibilité d'un examen cystoscopique dans un cas où la vessie n'a pu supporter le séparateur de Luys.

Il s'agit d'un homme auquel avait été fait antérieurement une néphrectomie du côté droit pour pyonéphrose calculeuse ; comme il continuait à souffrir des deux côtés, il y avait lieu de se demander si le rein gauche n'était pas infecté. L'appareil de Luys fut introduit avec les précautions habituelles, mais le malade ne put supporter le développement de la cloison qui provoqua chez lui de vives douleurs ; par contre, il fut possible de faire un examen cystoscopique ; on reconnut ainsi que le rein gauche fournissait une urine trouble. La contenance vésicale était de 100 grammes environ.

OBSERVATION IV

(Imbert. — Service de M. Bouilly)

Kyste hydatique du foie pris pour une hydronéphrose ; le cathétérisme
de l'uretère montre que le rein est indemne. — Laparotomie.

G. Cécile, 48 ans, entre le 9 juin 1897, dans le service
de M. Bouilly, à l'hôpital Cochin, salle IV, lit 11.

Ménopause depuis un an ; trois enfants, le dernier il y
a onze ans. Il y a sept ans, la malade s'est aperçue de
l'existence, dans l'hypocondre droit, d'une grosseur du
volume d'un œuf de poule, qui a augmenté progressivement sans débâcles urinaires ; depuis un an, la tumeur
est demeurée sensiblement stationnaire.

A l'entrée de la malade, on trouve une tuméfaction oc-
cupant le flanc droit, descendant jusque dans la fosse
iliaque droite et atteignant la ligne médiane ; elle est arrondie, lisse, régulière, sans fluctuation, très mobile ;
matité se continuant avec la matité hépatique. Culs-de-
sac vaginaux libres.

Je pratique sans difficulté le cathétérisme urétéral ; la
sonde, laissée en place 24 heures, donne une urine normale en quantité et en qualité ; la tumeur ne diminue pas
après son application.

Le 26 juin, on fait une incision lombaire, et l'on reconnaît que le rein est sain et complètement indépendant
de la tumeur. On referme l'incision et l'on fait une laparotomie. On tombe sur une masse rougeâtre entourée de
tous côtés par les anses intestinales et recouverte par
l'épiploon. Au cours des manœuvres, la tumeur est ouverte et laisse échapper des hydatides de différentes gros-
seurs. La tumeur est largement ouverte et l'on voit qu'elle

s'est développée aux dépens de la face inférieure du foie. Drainage et tamponnement. Le drainage est maintenu jusqu'au 6 août. A sa sortie, la malade ne conserve plus qu'un trajet fistuleux extrêmement court par lequel s'échappent à peine une ou deux gouttes de liquide.

OBSERVATION V

(Service de M. le professeur Guyon)

Hématurie. — Le cathétérisme montre que le rein que l'on supposait malade est sain.

P..., 39 ans, entre le 6 juin 1897 salle Velpeau, n° 8. Il y a un an, glycosurie assez abondante ayant disparu, paraît-il, au bout d'un mois de traitement. Il y a un mois, est survenue une hématurie qui s'est produite sous cause appréciable et a duré quinze jours environ ; elle a eu le premier jour le caractère terminal, puis est devenue totale dès le lendemain. M. Guyon, qui a examiné le malade à ce moment, a constaté que le rein droit était gros ; prostate et vésicule saines. Quelques jours après, l'hématurie a reparu et elle dure encore.

Le cathétérisme des uretères donne les résultats suivants :

Rein droit : 900 centim. cubes d'urine acide ; densité 1020 ; urée 12 gram. par litre ; chlorures 9 gr. 20 ; phosphates 2 gr. 10.

Rein gauche : 560 centim. cubes d'urine neutre ; densité 1011 ; urée 3 gr. 30 par litre ; chlorures 4 gr. 30 ; phosphates 0 gr. 36.

Le rein droit qui paraissait malade fournit donc une urine à peu près normale ; par contre, l'urine du rein gauche, peu abondante, est très pauvre en urée, chlorures et phosphates.

OBSERVATION VI

Service de M. le professeur Guyon (Legueu et Cathelin)
Colique néphrétique droite typique avec tumeur et douleur sans fièvre.
Urine claire. Homme. Division faite le 2 novembre 1902, avec notre ami
Proust et M. Saxtorph (de Copenhague).

C V : 300 gram. Pas de douleurs, et cependant jamais d'exploration vésicale antérieure.

A gauche : 10 centim. cubes d'urine claire renfermant 11 gr. 594 d'urée.

A droite : rien.

Nous diagnostiquons donc : obstruction de l'uretère droit par un calcul.

OBSERVATION VII

(Casper, *Monographie*, obs. III)
Lithiase rénale gauche confirmée par le cathétérisme

Homme de 41 ans, d'apparence robuste ; antécédents héréditaires bons ; à part une blennorrhagie compliquée d'adénite inguinale à l'âge de 30 ans, sa santé a été bonne jusqu'à 39 ans. Depuis cette époque, il se plaint de douleurs de rein, tantôt à droite, tantôt à gauche ; ce sont des crises de coliques accompagnées de sueurs et de vomissements, au cours desquelles l'urine prend une couleur rouge foncé ; il n'a jamais rendu de pierres.

Les crises reviennent à des intervalles variables ; il a des périodes de repos qui varient de deux à six semaines. Pendant la crise, les douleurs siègent surtout à gauche, mais elles existent aussi du côté droit, quoique moins fortes ; dans l'intervalle, il ressent une douleur profonde et constante dans la région rénale droite.

C'est au cours d'une de ces crises que le malade vient me trouver ; des applications chaudes et des injections de morphine amènent une amélioration.

Le malade était gros et ses reins ne pouvaient être sentis. L'urine est d'une couleur rouge foncé, légèrement trouble ; densité : 1,024.

Elle contient beaucoup d'albumine, de sang et de cellules de pus.

Par le cathétérisme de l'uretère gauche, on obtient une urine analogue à celle de la vessie ; à droite, l'urine est claire, transparente et ne contient pas d'albumine. Il s'agissait donc d'un calcul du rein gauche ; quant au rein droit, on pouvait dire que, pour le moment, il n'était pas calculeux.

Nous cherchâmes à amener l'issue de la pierre en employant de fortes doses de glycérine ; nous ne pûmes y arriver. Néanmoins les crises n'ont pas reparu depuis quatre mois ; la douleur sourde a presque complètement disparu, si bien que l'indication d'opérer ne s'est pas posée jusqu'à présent.

OBSERVATION VIII

(Kelly ; 1. Hopkins Hosp. Bull., janvier-février 1896).
Calcul rénal reconnu par le cathétérisme.

Mlle S..., a été lavée 100 fois. Au lieu d'aller mieux, elle allait plus mal.

Un jour, pendant l'aspiration, je fis sortir deux granules noirs que l'on reconnut être formés d'acide urique. Je conclus que l'inefficacité du lavage était due à une

cause mécanique, une pierre du rein. J'incisai et j'enle-
vai une pierre grosse comme le bout de mon pouce.

(Pawlick; W. med. Presse, 1886).
Hydronéphrose évacuée par le cathétérisme. — Guérison.

S. S..., âgée de 37 ans.

Depuis son dernier accouchement, en 1881, la malade
se plaint, dans le bas-ventre et la vessie, de douleurs si
violentes qu'on ne peut arriver à les calmer qu'avec plusieurs injections de morphine par jour. En même temps,
elle souffre de crises douloureuses dans l'hypocondre
droit qui rayonnent dans le dos et augmentent peu à peu
d'intensité. L'urine contient du sang et du pus.

Traitée pendant fort longtemps pour son affection de
la vessie, elle obtient une amélioration sensible : puis,
elle vient me consulter le 11 février 1884, pour les crises
douloureuses de l'hypocondre droit, les douleurs ayant
leur siège sous les côtes droites, s'irradient dans le dos
et vers la symphyse sur le trajet de l'uretère. En explo-
rant cette région, je trouvai le rein droit descendu, mobile, grossi au moins du double, assez dur et sensible au
toucher.

J'introduisis la sonde urétérale avec précaution dans
l'urètre ; cette manœuvre, ainsi que la recherche de l'ouverture de l'uretère, put se faire sans provoquer de trop
violentes douleurs ; mais la recherche fut particulièrement difficile, car la paroi antérieure du vagin, prolabée,
faisait saillie, de sorte que le spéculum le plus large de
Simon ne parvenait pas à le tendre ; ce n'est qu'en éle-
vant le sacrum et en donnant au tronc une position dé-

clive qu'on put y arriver. Après avoir trouvé l'ouverture,
je poussai doucement la sonde au-dessus du détroit supérieur et j'avançai, sans que rien coulât par la sonde, dans
la direction du rein. A un moment donné, un flot d'urine
jaillit sur mes vêtements et continua à couler comme si
la vessie se vidait. Je fus si surpris, au premier moment,
que je ne pensai pas à recueillir l'urine. Ce n'est qu'au
bout d'un instant que j'eus l'idée que la malade avait probablement eu une rétention d'urine dans le bassinet, due
à une flexion de l'uretère venant de la chute du rein, ou
au déplacement de l'uretère par quelque autre obstacle.
En palpant après l'opération, je trouvai le rein revenu
au volume normal. Les douleurs sous les côtes avaient
disparu.

Environ quinze jours après ce sondage, la malade se
plaignit du retour des douleurs dans l'hypocondre droit ;
je fis de nouveau avec la sonde urétérale, sortir du bassinet une quantité d'urine, mais cette fois beaucoup moindre que la première ; cette urine ne jaillit pas avec la
même violence, mais coula doucement et sans interruption.

Cette femme prit alors une telle confiance dans le sondage, que je la voyais apparaître pour la moindre douleur
abdominale. Une fois, ses douleurs s'étant montrées à
gauche, elle me pria aussi de sonder son uretère gauche.
Ceci causa de nouvelles difficultés, car l'embouchure de
l'uretère gauche n'occupait pas la même place que le
droit ; le droit avait suivi le prolapsus du septum vésico-
vaginal distendu, tandis que le gauche, en raison de la
déviation latérale de l'utérus, était situé plus haut et plus
en avant ; de plus, les environs en étaient très sensibles,
ce qui rendait aussi l'opération plus délicate. Le sondage
réussit, parce qu'avec la pointe du spéculum, je poussai

la paroi vaginale en arrière et en haut et parvins ainsi à tendre la paroi vésico-vaginale. Ce sondage ne donna rien d'anormal.

J'ai pratiqué, chez cette femme, plus de trente fois le sondage de l'uretère, sans jamais observer de conséquences fâcheuses. La malade s'y est tellement habituée qu'elle corrige d'elle-même la moindre faute de position de son corps et sent exactement si sa vessie est à la plénitude nécessaire ou non.

Les douleurs de la région du rein droit ne se produisaient, l'été de cette année, au moment où je vis la malade pour la dernière fois, que très rarement et très faiblement ; elle portait un bandage qui fixait son rein et le maintenait bien en place. Sûrement le bassinet a dû se rétracter et s'oppose à une nouvelle accumulation d'urine quand la femme enlève son bandage ou quand un effort plus violent fait descendre le rein au-dessous de la pelote du bandage.

OBSERVATION X

(M. Lambert)

Polyurie, trouble du rein droit, diagnostiquée par la séparation des urines.

M. G..., homme de 28 ans, vient à la consultation des voies urinaires à l'hôpital Lariboisière, service du docteur Hartmann, le 14 février 1902.

Il urine du sang et a des douleurs au niveau du rein droit. Il y a six ans, a déjà eu une hématurie qui a duré huit jours et qui disparut spontanément. Il y a deux ans, nouvelle hématurie, ne durant que vingt-quatre heures. Depuis deux mois, les douleurs deviennent plus intenses et il urine du sang. Il souffre davantage au moment de la

5

marche. Douleurs et hématuries sont calmées pendant le repos.

Examen du 1ᵉʳ *février* 1902. — Fréquence : le jour, toutes les deux heures ; la nuit, se lève quatre fois. Les douleurs existent surtout à la fin de la miction et s'accompagnent de l'émission de quelques gouttes de sang. Urètre : libre au numéro 20. Vessie : capacité, 120 grammes. Reins : la palpation révèle de la douleur dans la région rénale droite, mais on ne sent pas le rein.

Le rein gauche n'est ni sensible ni douloureux. Prostate et testicules normaux.

Antécédents. — Le malade n'a eu aucune affection génito-urinaire.

Séparation du 18 *février* 1902. — Séparateur Luys.

Tube droit.   . . .   Polyurie. Urine louche
Tube gauche . . ..   Peu d'urine. Urine claire

Séparation du 19 *mars* 1902.— Tube droit : urines troubles en quantité double de celles du côté opposé.

Tube gauche : urines claires.

Séparation du 3 *avril* 1902 :

		Rein droit	Rein gauche	Vessie
Quantité. .	1ʳᵉ prise.	6 cc.	2 cc.	En 24 h.: 2.100 gr.
— . .	2ᵉ —	9 cc.	5 cc.	
— . .	3ᵉ —	14 cc.	3 cc.	
Urée (p. l.).	1ʳᵉ —	7 gr. 36.	Quant. insuf. p. dosage	
Chlorures .	1ʳᵉ —	9 gr.	id.	
Urée (p. l.).	3ᵉ —	7 gr. 68.	12,81 cc.	14.09 gr.
Chlorures .		9 gr. 70.		10.20 gr.

Le rein droit élimine trois fois plus d'urine que le rein gauche ; mais, par contre, l'urine du rein gauche, pour un même volume, renferme plus d'éléments.

OBSERVATION XI

(M. Lambert)

Hématurie rénale droite, diagnostiquée par la séparation des urines.

Homme du service de M. le docteur Michaud présente, depuis un mois, des hématuries abondantes totales qui ne sont pas calmées pendant le repos. La quantité de sang émise ne diminue pas après administration d'ergotine.

Séparation du 15 septembre (Docteur Leroy, dans le service de M. Hartmann) :

Tube droit. .   .   .   Urines sanglantes.

Tube gauche .   .   .   Urines absolument claires.

Le malade a aussitôt quitté l'hôpital et n'a pu être revu.

Dans ce cas, où le seul signe clinique est l'hématurie, la séparation nous montre nettement quel rein donne le sang.

OBSERVATION XII

(MM. Legueu et Cathelin)

Hématurie vésicale unilatérale

Hématuries (Bouilly). — Femme. Cap. vés. : 400 gr. Durée d'application : 10 minutes.

A droite : 15 cent. cubes d'urine absolument rouge.

A gauche : 20 cent. cubes d'urine absolument claire.

Le même résultat vérifié au cours de deux divisions. L'hématurie ayant les caractères cliniques d'une hématurie vésicale, nous pratiquons aussitôt après la cystoscopie, et nous voyons trois ou quatre tumeurs papilloma-

teuses autour de l'orifice urétéral droit. Taille hypogastri-
que. Guérison.

OBSERVATION XIII

(MM. Legueu et Cathelin.)
Hématurie rénale unilatérale

Hématurie (Récamier). — Femme porteur d'un gros
rein droit irrégulier. Cap. vés. : 280 gr.

Durée d'application : 30 minutes.

A droite : 15 centimètres cubes d'urine avec culot san-
guin de 1 centimètre cube.

A gauche : pas de sang.

Cystoscopie : vessie saine.

Nota. — Cette malade avait été opérée autrefois de
cystocèle par M. Récamier, ce qui n'a pas empêché une
absolue étanchéité.

OBSERVATION XIV

(MM. Legueu et Cathelin)

Hématurie (Prof. Guyon). — Femme à urine sanglante
de caractère rénal. M. Guyon a diagnostiqué, autrefois,
calcul rénal droit. On ne sent pas les reins. Très bonne
capacité. Durée d'application : 15 minutes.

A droite : urine rouge.

A gauche : urine trouble, mais non sanglante et en
proportion double.

OBSERVATION XV

(MM. Legueu et Cathelin.)

Hématurie (Prof. Guyon). — Cap. vés. ; 400 grammes.
Durée d'application : 15 minutes.

Urine sanglante des deux côtés. Cystoscopie : vessie peu altérée.

OBSERVATION XVI

(MM. Legueu et Cathelin.)

Urines troubles (Professeur Guyon). — Lésions bacillaires de tout l'appareil urinaire. Vessie sensible. Homme.

A la division : urines troubles des deux côtés.

Nous concluons à une pyélonéphrite bacillaire double.

OBSERVATION XVII

(MM. Legueu et Cathelin.)

Infirmière venant à la consultation externe.

Rein mobile droit, très descendu et très mobile, mais réductible.

Division le 21 décembre.

A droite : urine claire, d'un bon débit, avec 12 gr. 810 d'urée.

A gauche : rien et l'on ne sent rien dans la fosse lombaire gauche, très facilement déprimable.

Nous en concluons que cette malade n'a qu'un rein.

BIBLIOGRAPHIE

ALBARRAN. — Tuberculose rénale et pyélite tuberculeuse diagnostiquées au début de leur évolution par le cathétérisme urétéral (Annales des maladies des organes génito-urinaires. Paris, 1901, XIX, 1083-1091.)
— Exploration du rein (Traité de Chirurgie Le Dentu et Delbet).
— Différents procédés pour recueillir séparément les urines des deux reins (Bull. et mém. Soc. de chir., Paris, 1902, XXVII, 293-301).
— Valeur,comparative des moyens actuellement à notre disposition pour apprécier l'état fonctionnel du rein (Congrès de Madrid. Presse médicale, n· 51, 1903).
BAZY. — A propos de la séparation des urines et du diagnostic des lésions des reins (Bull. et Mém. Soc. de chir , Paris, 1903, XXIII, 351-355.
— A propos du diagnostic des lésions des reins (Bull. et Mém. Soc. de chir., Paris, XXVIII. 288-293).
— Présentation des tubes contenant des urines recueillies avec le séparateur de Luys (Bull. et Mém Soc. de chir., Paris, XXVII(, 735-736).
— Diagnostic des lésions dites chirurgicales du rein (Revue de gynécologie et de Chirurgie abdominale, avril 1898).
CARLIER. — Rein gauche tuberculeux. Séparation des urines (Bull. et Mém. Soc. de chir., Paris, 1902, 30 juillet).
CASPER. — Soc. de méd. de Berlin, 9 janvier 1895.
— Der Catheterismus der Uteron (Alg. med. Central zeit, 1895).

CATHELIN. — Le cloisonnement vésical et la division des urines (J.-B. Buillière. Paris, 1903).

DE SARD. — Le cathétérisme cystoscopique des uretères (Thèse Paris, 1901).

DESCHAMPS. — Diagnostic des affections chirurgicales du rein (Thèse Paris, 1902).

HAMONIC. — Un cas de rétention d'origine rénale, guérie par le cathétérisme de l'uretère (XIIIᵉ Congrès international de médecine à Paris, 1900. 42).

HARTMANN. — La séparation de l'urine des deux reins par le procédé du Dr Luys. Paris, Masson et Cie.

— Note sur la séparation de l'urine des deux reins par M. Luys (Bull. et Mém., Soc de chir., Paris, 1902. 266-276).

— Différents procédés pour recueillir séparément les urines des deux reins. Discussion (Bull. et Mém., Soc. de chir , Paris, 1902, XXVIII. 297-300).

HARTMANN et LUYS. — La séparation intra-vésicale de l'urine des deux reins (Association française d'urologie, 1903. Paris, 575 à 607).

HALLÉ. — Les maladies chirurgicales de l'uretère. Son exploration (Gaz. des Hôpitaux, 1887, p. 925).

IMBERT. — Le cathétérisme des uretères. Thèse Paris, 1898.

ISRAEL. — Berlin Klin Woenensch, 21 septembre 1896.

KELLY. — Se reporter à la thèse d'Imbert.

LEGUEU et CATHELIN. — Résultats cliniques de la séparation endovésicale des urines avec le diviseur gradué (Revue de Gynécologie et de Chirurgie abdominale, nᵒ 1. Janvier-février 1903).

LEGUEU. — Séparation des urines dans une vessie de 18 grammes. (Bull. et Mém. Soc. de chir., Paris, 1902. 796-797.

LUYS. — La séparation de l'urine des deux reins. Paris, C. Naud, 1902.

NEUMANN. — Deut. Med. Woch , 1897, 21 octobre.

PAWICK. — Centralbl. f. die gesammte med., 1894, nᵒ 10 (Congrès international de Rome, 1894).

POTHERAT. — Séparation intra-vésicale des urines par la méthode de Luys (Bull. et Mém., Soc. de chir., Paris, 1902, XXVIII. 778-781.

Schwartz et Imbert. — Soc. de chir., 1897.

Schwartz — De la séparation des urines dans la vessie. Séparateur de Luys (Bull. et Mém., Soc de chir., Paris, 1902, XXVIII. 585.

Tuffier et Mante. — Diagnostic de la valeur fonctionnelle des reins au point de vue chirurgical (Presse médicale, 1903, n 14).

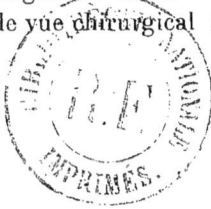

www.ingramcontent.com/pod-product-compliance
Lightning Source LLC
Chambersburg PA
CBHW071305200326

41521CB00009B/1915